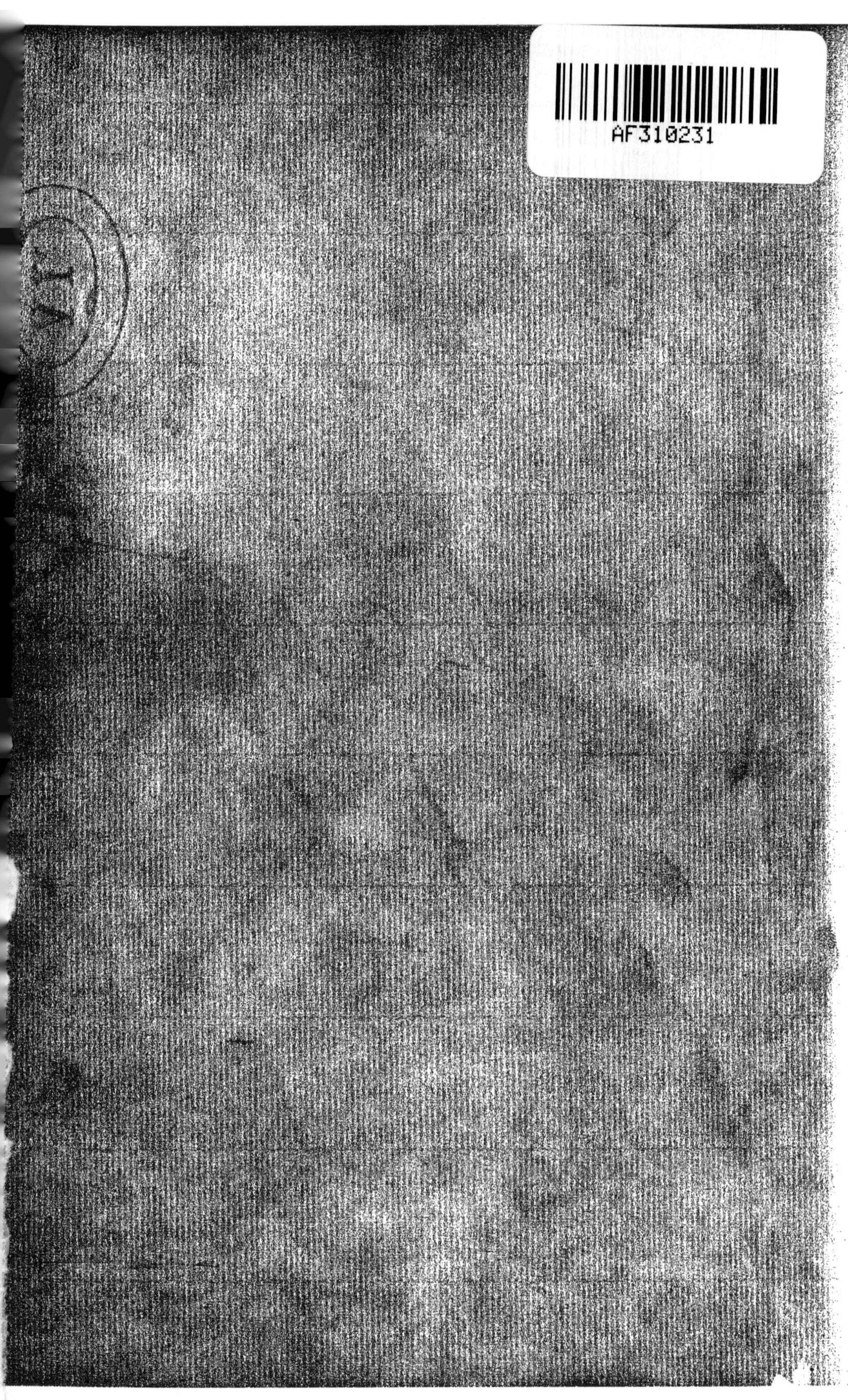
AF310231

Tuberculose

et

Sanatoriums populaires

(Etudes)

PAR

Le Docteur G. ARTAUD

Ancien interne des Hôpitaux de Paris

PARIS

LIBRAIRIE FÉLIX ALCAN

108, Boulevard Saint-Germain, 108

DU MÊME AUTEUR :

De la néphrite déterminée par la compression des uretères dans le cours du cancer de l'utérus et de l'hypertrophie du cœur consécutive. — Etude anatomo-pathologique (*Revue de Médecine*, Novembre 1883).

Etude sur l'étiologie de la fièvre typhoïde (bacille de la fièvre typhoïde). — Thèse de doctorat. (Paris, mai 1885).

En collaboration avec le Docteur GILSON :

De l'élongation des nerfs. — Revue générale. (*Revue de Chirurgie*, Février-Mars 1882).

En collaboration avec le professeur RAYMOND :

Note sur un cas d'hémiplégie survenue dans le cours d'un diabète sucré. (*Encéphale*, Mars 1883).

Note sur un cas d'aphasie avec intégrité de la troisième circonvolution frontale gauche et lésion du faisceau blanc sous-jacent. (*Gazette Médicale de Paris*, Novembre 1883.)

Note sur un cas de myélite transverse. (*Archives de Physiologie*, 1884, n° 1).

Note sur un cas d'hémiatrophie de la langue survenue dans le cours d'un tabes dorsal. (*Archives de Physiologie*, 1884, n° 3).

Note sur un cas de sueurs localisées dans le cours d'un tabes dorsal. (*Revue de Médecine*, 1884, n° 5).

Contribution à l'étude des localisations cérébrales (trajet intra-cérébral de l'hypoglosse) **et de la paralysie labio-glosso-laryngée d'origine cérébrale.** Etude anatomo-pathologique et clinique. (*Archives de Neurologie*, Mars et Mai 1884).

Tuberculose

et

Sanatoriums populaires

(Etudes)

PAR

Le Docteur G. ARTAUD

Ancien interne des Hôpitaux de Paris

PARIS

LIBRAIRIE FÉLIX ALCAN

108, Boulevard Saint-Germain, 108

1914

A la mémoire de mes maîtres

STRAUS et GRANCHER

I

LE SANATORIUM DE WALD

pour les poitrinaires nécessiteux

du Canton de Zurich

(Notes de voyage)

WALD

Nom de l'Etablissement :

Zürcherische Heilstätte für Lungenkranke auf dem Faltigberg bei Wald

Téléphone : Franchise Postale

Le sanatorium est à une heure de marche, par route carrossable, de la station de Wald (ligne de Rüti à Winterthur). Il est situé à 907 mètres d'altitude, près d'Hittemberg, sur le versant sud du Faltigberg, qui est un prolongement de la chaîne du Hörnli. A proximité d'une forêt de sapins, bien abrité contre les vents du nord et de l'est, bien ensoleillé, il réunit tous les avantages d'une station alpestre élevée. De la terrasse du sanatorium on jouit d'une belle vue sur le pays de Glarus et la partie supérieure du lac de Zurich ; l'horizon est fermé par le Rigi, le Pilate et les montagnes de l'Oberland.

La construction du sanatorium fut décidée le 30 Mai 1894, par la Société d'intérêt général du canton de Zurich, sur la proposition du pasteur Bion.

Au mois de Septembre de la même année, un appel fut adressé aux habitants, quelques jours avant le jeûne fédéral ; d'Octobre 1894 à Juin 1899, on recueillit une somme de 547.570 francs.

L'établissement a été ouvert le 7 Novembre 1898. Malgré la difficulté des transports, il a été construit en dix-neuf mois, d'apres les plans de MM. Jung et Bridler, architectes à Winterthur, qui ont adopté le système des pavillons séparés.

Ces pavillons sont au nombre de trois : un, central, pour l'administration et deux latéraux pour les malades (à droite pour les hommes, à gauche pour les femmes).

Description du Sanatorium

Les trois pavillons réunis offrent une façade de 89 m. 30; 27 m. 60 pour chaque aile et 34 m. 10 pour le bâtiment central, y compris la galerie de cure. Sans celle-ci, la façade de ce dernier est de 18 m. 10.

En profondeur, on compte 32 m. 30 de l'escalier de la terrasse au mur postérieur du bâtiment central.

Vus du côté sud, les pavillons ont un aspect très-riant. Avec leur façade blanche, recouverte dans sa partie supérieure de tuiles de bois en forme d'écailles (*Schindelholtz*), leurs balcons, leurs volets peints en vert, leurs toits d'ardoises en lignes brisées et surplombant légèrement. ils ont l'apparence d'un hôtel de montagne.

Pour égayer encore la vue, une terrasse avec jet d'eau et parterres a été disposée devant le pavillon central, ainsi que des plate-bandes de fleurs et des pelouses devant les pavillons des malades.

A. — Le pavillon de l'administration se compose d'un sous-sol, d'un rez-de-chaussée, de deux étages et d'un grenier.

Le sous-sol, largement éclairé, a une hauteur de trois mètres. Il comprend : à peu près au centre, l'appareil de chauffage pour tout l'établissement, puis une vaste cuisine de 9 m. 50 sur 9 m. 75, une laiterie, un magasin d'approvisionnement parfaitement installé pour légumes, fruits, pâtes alimentaires, conserves, épices, café, sucre, etc., un garde-manger avec glacière, un office, une petite cave à vin et à fromage, une salle de débarras et des water-closets.

Le rez-de-chaussée est divisé en deux moitiés par un large couloir pavé en mosaïque. A gauche, en entrant, du côté nord, se trouve le bureau de l'administrateur, une salle d'attente pour les visiteurs, des water-closets, l'escalier, puis une lingerie et l'office (de 5 m 80 sur 4 m. 60), en communication avec la cuisine par un monte-charge et avec la salle à manger.

A droite, du côté sud, est la salle à manger commune, qui mesure 17 mètres de longueur sur 6 m. 30 de largeur et 3 m. 80 de hauteur.

Elle est très-simple. Les chaises sont en bois. Il n'y a pas, comme à l'hôpital bâlois de Davos, de tapisseries lavables sur les murs : ceux-ci sont peints en blanc, au ripolin et recouverts de boiseries jusqu'à une hauteur de 1 m. 50. Le parquet, en chêne, est à nu, sans linoleum.

Devant la salle à manger s'étend une galerie de cure d'une longueur de près de 35 mètres, sur une hauteur de 4 mètres et une profondeur de 3 mètres. Vitrée à l'ouest et murée à l'est, elle communique par deux portes avec la salle à manger ; à chaque extrémité, elle s'ouvre sur les salles de réunion. Elle est divisée par des cloisons en trois sections, pavée en mosaïque, garnie de sonnettes électriques et éclairée à l'acétylène. Deux escaliers permettent de descendre de la galerie de cure à la terrasse.

Au premier étage, le médecin et l'administrateur occupent chacun un appartement de trois pièces avec water-closets ; le médecin dispose en plus d'une salle de bains. Entre les deux appartements est la salle de consultation qui donne sur la terrasse.

Au deuxième étage se trouvent, sur le sud, deux chambres pour le médecin et l'administrateur et deux chambres de domestique ; sur le nord, deux grandes pièces servant de débarras.

Au-dessus est un grenier qui, comme ceux situés dans les pavillons latéraux, sert, pendant l'hiver, de séchoir pour le linge.

B. — Les deux pavillons de malades, absolument semblables, se composent d'un sous-sol, d'un rez-de-chaussée, de deux étages, de mansardes et d'un grenier.

Les sous-sols comprennent : deux salles de désinfection, dont une avec étuve, une buanderie et une salle de repassage, un vestiaire pour les chaussures, une cave à charbon, une salle d'autopsie et une fosse Mourras (pavillon de gauche) ; des caves à charbon et à bois, un atelier de menuiserie, un vestiaire pour les chaussures, deux chambres de débarras et une fosse Mourras (pavillon de droite).

Les sous-sols ont une hauteur de 3 mètres et sont très-éclairés. Ils sont divisés, comme d'ailleurs tous les autres étages, par un couloir en deux moitiés, l'une nord et l'autre sud. Le sol est bétonné, les escaliers sont en granit.

Devant chaque sous-sol se développe une galerie de cure éclairée à l'acétylène.

La galerie de cure a près de 28 mètres de longueur, sur 3 mètres de hauteur et 3 mètres de profondeur. Elle communique de plain-pied avec le vestiaire et les pelouses du jardin.

Le rez-de-chaussée, d'une hauteur de 3 m. 15, est parqueté en chêne.

La partie sud, en partant du pavillon central, est occupée successivement : par la salle de réunion (11 m. 50 sur 5 m.) où les malades peuvent venir lire, écrire ou jouer, une chambre à deux lits (3 m. 20 sur 5 mètres), une chambre à un lit (2 m. 70 sur 5 m.), une chambre à trois lits (4 m. 20 sur 5 m.) et une chambre à quatre lits (7 m. 45 sur 4 m. 20) formant l'angle du pavillon.

Du côté nord sont : une chambre de sœur, une lingerie, l'escalier du premier étage, des water-closets et une salle de bains.

Entre ces deux moitiés du rez-de-chaussée existe un large couloir planchéié. Ce couloir aboutit à une galerie couverte, vitrée et pavée en mosaïque, qui fait communiquer les pavillons des malades avec le pavillon de l'administration.

Le premier étage a une hauteur de 3 mètres : ici encore, comme au rez-de-chaussée et à l'étage suivant, le parquet est en chêne.

Sur la face sud, on trouve, à chaque angle des pavillons, deux chambres à quatre lits (cube : 102 m. 16), puis deux chambres à trois lits (cube : 62 m. 97), deux chambres à un lit (cube : 40 m. 68) et, au centre, une chambre à deux lits (cube : 47 m. 41).

Dans le pavillon de droite, la chambre à deux lits est remplacée par un laboratoire.

Sur la face nord, même disposition qu'au rez-de-chaussée : salle de douches au lieu de salle de bains.

Au deuxième étage (hauteur : 2 m. 90), même disposition qu'au premier. Salle de bains. Même nombre de lits. Cube des chambres un peu plus petit.

Les mansardes (Hauteur : 2 m. 60, plancher de sapin) peuvent contenir chacune sept lits et servent jusqu'ici de logement pour les domestiques.

A chaque étage est installée une bouche d'incendie.

Chambres   L'établissement, sans compter les mansardes, contient 90 lits :

20 lits au rez-de-chaussée.

34 lits au premier étage.

36 lits au deuxième étage.

Toutes les chambres des malades, ainsi que les points où ceux-ci peuvent séjourner pendant le jour (salle à manger, salles de réunion, galeries de cure), sont exposées au midi. Tous les services sont installés au nord.

Les dimensions des chambres ont été calculées de façon à donner à chaque malade un cube d'air variant de 21 à 40 mc. 5, suivant qu'il occupe une chambre à 4 lits ou une chambre à un lit :

Les chambres sont très-simples. Les murs sont blancs, peints au ripolin, avec angles arrondis. Les fenêtres sont surmontées d'impostes mobiles : on met pour l'hiver des fenêtres et des impostes doubles. Ni rideaux, ni tentures.

Les lits sont en fer, avec sommier plat, comme à Hohenhonnef, paillasse et matelas ; au pied du lit est une planchette pour retenir les pieds.

Les chambres à quatre lits sont ornées d'un balcon. En dehors des lits, leur ameublement est ainsi composé :

    4 chaises en bois.

    4 tables de nuit en bois.

    2 toilettes doubles.

    2 armoires doubles avec système intérieur d'aération.

    1 sonnette électrique à chaque lit.

    2 becs d'acétylène.

Sur chaque table de nuit, le crachoir du professeur Wyss, de Zurich. C'est un cylindre de verre, de 8 centimètres de hauteur environ, entouré par une armature métallique ; cette armature, munie d'une poignée, peut s'enlever à volonté.

Chauffage   Le chauffage du sanatorium se fait par la vapeur à basse pression et à retour direct. Il n'y a nulle part de cheminée.

Eau et Eclairage   L'établissement est alimenté par une abondante source d'eau, d'excellente qualité, captée dans la partie supérieure de la montagne.

Il est éclairé à l'acétylène dont les appareils de production sont isolés au loin, du côté nord, dans un petit bâtiment spécial.

Parc

On avait fait, dès le début, l'acquisition d'un vaste terrain long de 3 kil. 5, autour du sanatorium ; ce terrain a été transformé en un superbe parc, avec kiosques et bancs de repos, où les malades vont se promener.

Au bas du parc un jardin potager a été aménagé.

Non loin du pavillon de gauche a été établie une petite installation météorologique par les soins de la station centrale de Zurich.

Désinfection

Toutes les mesures sont prises pour assurer la salubrité intérieure du sanatorium.

En ce qui concerne les crachats, les malades sont tenus, sous peine d'expulsion, de les recueillir le jour, dans leur crachoir de poche de Dettweiler, la nuit dans leur crachoir de Wyss. Les crachoirs (contenant et contenu) sont soumis chaque matin à l'ébullition pendant trente minutes.

Les lits, la literie, les vêtements, le linge de corps, etc., sont désinfectés dans une étuve à vapeur avant d'arriver au blanchissage (étuve de Sulzer, de Winterthur).

Les water-closets se déversent dans des fosses Mourras, système de vidange peu connu en France, dont je vais en quelques lignes expliquer le fonctionnement.

Vidanges

Les fosses Mourras sont des tonnes en fonte d'une contenance de deux mètres cubes environ et complètement remplies d'eau. Les matières fécales y arrivent par la partie supérieure et se déposent au fond, ainsi que les papiers qui finissent par se désagréger ; quant aux liquides, ils s'écoulent au fur et à mesure par un tube, en forme de syphon, situé à la partie moyenne de la fosse. Les fosses Mourras doivent être vidées tous les trois ans.

Les eaux qui s'écoulent de ces fosses, à peu près sans odeur, sont recueillies dans un collecteur, à trente mètres au-dessous de la terrasse ; dans ce collecteur arrivent également les eaux provenant du terrain, des salles de bains, des lavabos, de la cuisine, des appareils à acétylène, etc. Le tout est amené par des conduites souterraines au ruisseau de Laupen, à 500 mètres de distance.

Coût
du Sanatorium

Le sanatorium de Wald a coûté 544.117 fr. 61 c.

Les dépenses se répartissent ainsi :

A. — Terrain 32.142 70
B. — Nivellement et canalisation 41.448 05

C. — Maçonnerie, charpente, taille de pierres. 180.843 95
D. — Charpente de fer 7.633 77
E. — Couverture 11.363 95
F. — Zingage 7.010 85
G. — Serrurerie 7.953 30
H. — Vitrerie 14.829 85
I. — Menuiserie 36.049 72
K. — Peinture 17.980 65
L. — Appareils de chauffage et de désinfection . . .   32.305 25
M. — Adduction de l'eau (captage de la source, canali-
       sation, élévation, distribution intérieure). . .   42.752 86
N. — Eclairage à l'acétylène 12.845 30
O. — Sonneries électriques 1.572 15
P. — Lits, literie et linge 34.293 95
Q. — Mobilier (Armoires, tables de nuit, toilettes,
       chaises-longues, fauteuils, tables, batterie de
       cuisine, vaisselle, poterie, verrerie, stores, etc.)   26.442 65
R. — Architecte et entrepreneur 18.995 55
S. — Dépenses diverses : Téléphone, frais d'annonces,
       enregistrement, matériel de bureau, banquet
       d'inauguration, etc. 1.603 20
T. — Routes et sentiers 7.027 22
U. — Administration de la propriété et entretien des
       bâtiments pendant la construction, plantation
       d'arbres, plantes d'agrément, etc. 7.801 14
V. — Eclairage et chauffage pendant la construction
       (charbon, carbure de calcium). 1.221 55
                                                         ____
                           Total. 544.117 61

Prix du lit   Le nombre des lits étant de 90, le lit revient donc à 6.045 francs ;
ce prix s'abaisse à 5.230 francs si l'on ajoute les 14 lits des mansardes.

Personnel   Le personnel comprend :
Un médecin directeur.
Un administrateur et sa femme.
Trois sœurs diaconesses de la Croix-Rouge.
Deux cuisinières et une aide de cuisine.
Une femme de service pour la salle à manger.
Cinq femmes de chambre.
Une laveuse.
Une repasseuse.
Un chauffeur.

Un jardinier.

En tout dix-neuf personnes.

Prix de Pension

Les prix de pension sont de 2 francs et 2 fr. 50 par jour pour les malades occupant une chambre à quatre ou trois lits, de 3 fr. pour ceux ayant une chambre à deux lits et de 5 fr. pour ceux désirant avoir une chambre particulière.

Quel que soit le prix de la pension, le régime alimentaire et les soins médicaux sont les mêmes pour tous.

Le séjour minimum est de trois mois.

Régime alimentaire

Le régime alimentaire est le suivant :

Au premier déjeuner, du lait, du café, du fromage ou du beurre.

A 10 h. 1/2, même repas, sans café.

A 1 heure, une soupe, un plat de viande, deux plats de légumes (le dimanche, un entremets sucré en supplément.)

A 4 heures, café au lait.

A 7 heures, une soupe, un plat de viande, un plat de légumes. (Deux fois par semaine, un plat préparé avec de la farine : Mehlspeisen.)

A 9 heures, du lait.

En tout, six repas.

Comme boisson, de l'eau.

En ne donnant que de l'eau comme boisson, on a réalisé une certaine économie et on a pu par là augmenter la ration alimentaire. C'est ainsi que la consommation par malade et par jour a été :

Viande	460 grammes.
Pain	400 grammes.
Lait	1400 grammes.
Fromage	80 grammes.
Beurre	20 grammes.

Prix de la journée

Le prix de la journée a été de 3 fr. 08 pour le premier semestre de 1899.

Conditions
d'admission

§ 1. L'établissement a pour but de fournir aux malades atteints de la poitrine et n'ayant que des ressources modestes, le traitement d'un sanatorium d'altitude. Il est destiné en premier lieu aux habitants du canton de Zurich ; on y reçoit aussi les malades des autres cantons et, par exception, des étrangers, pourvu que cela ne nuise pas aux intérêts des malades du pays.

§ 2. On ne peut accepter que des malades pour lequels il est permis de prévoir une amélioration réelle ou une guérison dans un délai de trois mois (moyenne du temps de séjour) ; plus spécialement les malades qui en sont à la première période de leur affection.

§ 3. Les demandes d'admission doivent être adressées par écrit au directeur et accompagnées des pièces suivantes :

a) Un rapport du médecin soignant le malade, établi d'après un formulaire du sanatorium.

b) Un certificat d'origine ou un récépissé de dépôt dudit certificat.

c) Un certificat de la municipalité établissant les moyens d'existence du malade.

d) Le paiement d'un mois d'avance ou une garantie suffisante pour ce paiement, garantie qui devra être renouvelée chaque fois que ce laps de temps sera écoulé.

§ 4. La commission d'admission se réserve le droit de faire examiner le malade à nouveau.

§ 5. Le prix de pension (y compris les soins médicaux) est de 2 à 5 francs par jour pour les habitants du canton ; pour les étrangers, le minimum est de 4 francs. Les chambres particulières sont réservées, soit aux malades dont l'état nécessite l'isolement, soit à ceux qui paient la pension entière.

Le prix de pension de chaque malade est fixé par la commission de direction.

§ 6. Les frais de voyage et de transport sont à la charge des malades.

§ 7. Les malades qui n'apporteraient pas leur billet d'admission seront refusés. Les entrées n'ont pas lieu les dimanches et jours fériés.

§ 8. Chaque malade s'engage (au cas où il est reçu) à rester au moins trois mois, à moins que le directeur ne considère pas un aussi long séjour comme nécessaire.

§ 9. Les visites sont reçues les dimanches, mardis et vendredis, de 2 à 4 heures.

§ 10. Le fonctionnement du sanatorium repose sur le principe des établissement fermés.

Les malades sont tous traités de la même manière (ordonnances médicales exceptées).

§ 11. Les malades s'engagent en entrant à se soumettre aux ordonnances du médecin ainsi qu'aux règles de la maison.

§ 12. Le directeur a toujours le droit, de concert avec la commission de direction, de renvoyer chez eux les malades dont l'état le réclame ; de même, les malades qui ne se soumettent pas aux règles de la maison ou qui n'ont pas une conduite convenable, peuvent être renvoyés par lui immédiatement, notification faite à la commission de direction.

§ 13. Les malades doivent apporter au moins les vêtements suivants :

2 costumes en bon état, pas trop légers.

4 chemises.

2 gilets de flanelle.

2 chemises de nuit.

12 mouchoirs de poche.

3 paires de bas de laine.

2 paires de bonnes chaussures.

1 paire de pantoufles ou de chaussons, peigne, brosse, brosse à dents. Pour l'hiver, un manteau chaud et une paire de gants de laine.

Les femmes doivent apporter :

2 jupons de dessous.

2 paires de pantalons de laine.

Au cas où le malade n'apporterait pas suffisamment de vêtements, ses répondants sont tenus d'en fournir. *(Octobre 1898)*.

Règlement
intérieur

§ 1. Les malades doivent obéir de la manière la plus stricte aux ordonnances du médecin.

Il leur est recommandé d'avoir avec le personnel et les autres malades des rapports convenables et polis.

§ 2. La plus grande propreté est exigée de tous. Avant tout, on doit mettre le plus grand soin à recueillir les crachats qui sont le principal agent de transmission de la tuberculose pulmonaire. Pour cela, on ne doit se servir que des objets fournis par l'établissement : crachoirs de poche et crachoirs ordinaires. Il est sévèrement interdit de cracher dans les mouchoirs ou par terre, dans les sentiers, les prairies, etc.

Les habits, les chaussures, etc., ne doivent pas être nettoyés dans les chambres, mais dans un local spécialement destiné à cet usage.

Après chaque sortie, il faut changer immédiatement de chaussures.

§ 3. A la promenade, comme dans le sanatorium, les sexes sont séparés.

§ 4. Il ne sera délivré de boissons alcooliques que sur la prescription du médecin. Il est interdit d'entrer dans les auberges.

§ 5. Les jeux d'argent ne sont pas autorisés.

§ 6. Il est défendu de fumer.

§ 7. A moins d'autorisation spéciale du médecin, il est interdit de séjourner pendant le jour dans les chambres à coucher. Le matin, avant de quitter leurs chambres, les malades doivent ouvrir toutes les fenêtres. Les impostes, sur la façade sud, doivent rester ouvertes même la nuit.

§ 8. Les malades doivent être ponctuels pour les heures des repas qui sont annoncés par une cloche.

§ 9 Les parties du sanatorium réservées au service, telles que cuisine, buanderie, etc., sont interdites aux malades.

§ 10. Dans les chambres, les robinets du gaz doivent être soigneusement fermés au moment du coucher. Après 10 heures, le gaz ne doit plus être employé.

§ 11. Les visites sont reçues les dimanches, mardis et vendredis, de 2 à 4 heures. Les visiteurs n'ont pas le droit de pénétrer dans les galeries de cure.

§ 12. Il est interdit de donner des pourboires au personnel. On peut déposer des dons volontaires dans un tronc qui se trouve à cet effet dans le bureau.

§ 13. Les plaintes des malades doivent être présentées au médecin du sanatorium ou à la commission de direction.

§ 14. Les malades qui ne se soumettraient pas au règlement précédent pourront être renvoyés immédiatement par le médecin.

Emploi
de la journée

Lever : Eté, 6 h. 1/2. — Hiver, 7 heures.

Premier déjeuner : Eté, 7 heures. — Hiver, 7 h. 1/2.

Après, promenade suivant l'ordonnance du médecin.

Cure de repos à la galerie, à partir de 9 h. 1/2 au plus tard.

Deuxième déjeuner à 10 h. 1/2.

Promenade de 11 heures à midi (comme plus haut).

Cure de repos de midi à 1 heure.

Dîner à 1 heure.

Cure de repos de 2 heures à 4 heures.

Goûter à 4 heures.

Promenade (comme plus haut).

Cure de repos à partir de 6 heures au plus tard.

Souper à 7 heures.

Cure de repos de 8 h. à 9 h. ou 9 h. 1/2.

Lait à 9 heures.

Coucher à 10 heures.

Premiers résultats

STATISTISTIQUE DU Dr STAUB

Du 7 novembre 1898 au 30 juin 1899, le sanatorium a reçu 207 malades, dont 74 étaient encore en traitement au moment de mon passage à Wald.

Sur les 133 malades sortis, 13 n'étaient pas atteints de tuberculose et 21, dont l'état était trop avancé, ont été renvoyés chez eux peu de temps après leur arrivée.

Il n'y en a donc eu que 99 ayant fait une cure complète.

La moyenne de la durée de séjour a été de 107 jours.

Sur ces 99 malades, 4 n'ont pas été pesés. 5 ont perdu ensemble 14 kil. 2 ; 90 ont augmenté de 429 kil. 2 ; ce qui donne une moyenne de 4 kil. 3 par malade.

Chez Turban, à Davos, les malades gagnent 4 kilog. pendant leur cure ; chez Kündig, à l'hôpital bâlois, 3 kil. 6.

Pour ces 99 malades, les résultats ont été :

	1re Période	2e Période	3e Période	Total
	29	40	30	99
Guéris	25	0	0	25
Très-améliorés. . .	4	23	4	31
Un peu améliorés. .	0	14	13	27
Stationnaires . . .	0	3	10	13
Morts	0	0	3	3

Guérisons . . . . 25,25 %

Améliorations . . . . . . 31,31 %

Total. . . . . 56,56 %

Comme le dit Staub avec raison, ces résultats obtenus après une cure de trois mois sont très-satisfaisants. Mais seront-ils durables ? c'est ce que l'on ne peut affirmer avec une affection telle que la tuberculose, toujours susceptible de se réveiller. Ceci dépendra surtout des conditions sociales où se trouveront les malades et de la manière dont ils continueront à se soigner après leur sortie du sanatorium.

Quoique, pour ces raisons, un traitement de trois mois paraisse de bien courte durée pour guérir ou améliorer un poitrinaire d'une façon définitive ou tout au moins durable, il n'en est pas moins encourageant de consulter à ce sujet le dernier rapport (1899) de l'hôpital bâlois de Davos-Dorf.

On verra, dans ce rapport, ce que sont devenus, au point de vue de la capacité de travail, les malades sortis du sanatorium depuis un an au moins et même 18 mois pour la plupart.

(L'hôpital bâlois a été ouvert le 14 Décembre 1896 ; le traitement y est également de trois mois.)

Sur 92 malades, 60 ont repris leurs anciennes occupations et sont à même de travailler complètement (sur ces 60, un seul n'est pas sûr de pouvoir continuer); 9 ne peuvent donner qu'un travail restreint ; 7 sont incapables de travailler ; 13 sont morts ; 3 sont de retour au sanatorium.

A mon passage à Wald, le docteur Amrein, de Saint-Gall, m'a reçu d'une façon charmante. Depuis mon retour, le docteur Staub, directeur du sanatorium et M. le pasteur Bion, de Zurich, ont bien voulu me communiquer les plans et les photographies de l'établissement et répondre à toutes mes demandes de renseignements. Je les prie d'agréer l'expression de ma vive gratitude.

Août 1899.

II

DE LA TUBERCULOSE

Mortalité par tuberculose (ville de Saint-Quentin).

Contagion par tuberculose. — De l'hérédité dans la tuberculose.

Curabilité de la tuberculose.

Traitement hygiénique de la tuberculose.

Des sanatoriums.

Les sanatoriums populaires en Allemagne, en Suisse et en France.

Projet de sanatorium pour les poitrinaires nécessiteux

du département de l'Aisne.

(Conférence faite à Saint-Quentin le 28 Juin 1901)

DE LA TUBERCULOSE

Il est dans le pouvoir de l'homme
de faire disparaitre toutes les maladies parasitaires du monde.

(Louis PASTEUR.)

MESSIEURS,

Si je viens plaider devant vous la cause des poitrinaires, c'est parce
que jusqu'ici nous ne nous sommes pas occupés d'eux comme ils le
méritent.

Les poitrinaires sont *très-nombreux, très-contagieux, très-cu-
rables*.

Autant de points sur lesquels j'attirerai successivement votre attention.

I

MORTALITÉ PAR TUBERCULOSE

Oui, les poitrinaires sont nombreux : ils sont légion.

Dans notre ville de Saint-Quentin, d'après les chiffres communiqués
par la Statistique Municipale, sur 10.256 décès survenus en dix ans,
1.371 sont dus à la tuberculose, soit 13,36 % de la mortalité générale.
Sur ces 1.371 décès tuberculeux, 981 relèvent de la tuberculose pulmonaire seule, soit 9,56 % de la mortalité générale.

Nous perdons, en somme, une centaine de poitrinaires par an, et,
depuis cinq ans, comme le montre le graphique ci-joint, ce nombre
progressant d'une façon effrayante, s'est élevé de 83 à 130.

MORTALITÉ

PAR

PHTISIE OU AUTRES TUBERCULOSES

Période décennale 1889-1898

ANNÉES	DÉCÈS par PHTISIE	DÉCÈS par autres TUBERCULOSES	DÉCÈS par toutes TUBERCULOSES	TOTAL des Décès de l'Année
1889	87	59	146	929
1890	96	61	157	1176
1891	69	46	115	984
1892	87	55	142	1002
1893	95	47	142	1057
1894	83	51	134	1003
1895	107	21	128	1009
1896	113	17	130	988
1897	114	19	133	1016
1898	130	14	144	1092
Total..	981	390	1371	10256

$$\frac{\text{MORTALITÉ PAR PHTISIE}}{\text{MORTALITE GÉNÉRALE}} = \frac{1}{10,45}$$

$$\frac{\text{MORTALITÉ PAR TUBERCULOSE}}{\text{MORTALITÉ GÉNÉRALE}} = \frac{1}{7,48}$$

MARCHE DE LA PHTISIE

A SAINT-QUENTIN

Pendant la période décennale 1889-1898

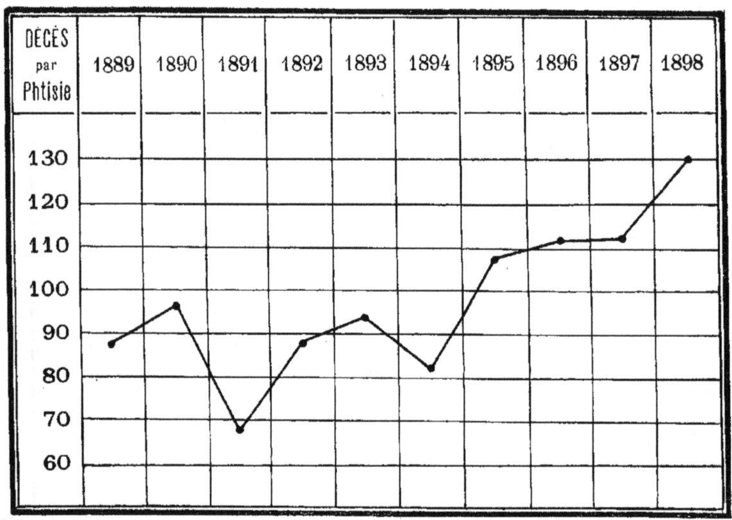

Depuis 5 ans, la mortalité par Phtisie s'est accrue d'un tiers (de 83 à 130)

MORTALITÉ SUR 1.000 HABITANTS

par Phtisie **2,00** °/₀₀. Par autres Tuberculoses **0,80** °/₀.. Par toutes Tuberculoses **2,80** °/₀₀

Population de Saint-Quentin au dernier recensement (1896) : 48.868 habitants.
Population de l'Arrondissement : 145.989 habitants.

La durée moyenne de l'évolution de la tuberculose pulmonaire étant
de trois ans, il faut donc admettre parmi nous la présence de 300 poitrinaires vivant encore, semant sans cesse la contagion autour d'eux et
attendant leur tour de mourir.

Réfléchissez d'autre part que notre ville représente, comme population, le tiers de l'arrondissement ; que notre arrondissement est essen-
tiellement industriel et qu'il contient plusieurs centres importants ; que
la principale industrie, celle du tissage, s'exerce soit dans de vastes
ateliers souvent surpeuplés et mal ventilés, soit dans des sous-sols
ou caves humides et mal aérés ; que, malgré les efforts faits pour le
combattre, l'alcoolisme continue malheureusement d'exercer ses ravages
parmi nos ouvriers — toutes conditions favorables pour amener la déchéance de l'organisme et préparer les voies à la tuberculose — et vous
concluerez sans peine avec moi que nous possédons au moins un millier
de poitrinaires dans notre cercle de 150.000 habitants.

Ce chiffre paraît peut-être exagéré à quelques-uns d'entre vous.
Pour moi, il reste au-dessous de la vérité.

Ecoutez plutôt nos maîtres.

« On a calculé le nombre des victimes de la tuberculose et on a dit,
avec raison, qu'à elle seule, elle fait plus de malades et de morts que
toutes les autres maladies contagieuses. En fait, au cours d'une génération, elle touche un quart des individus qui la composent et en tue un
sixième, peut-être plus. (Grancher.) (1). »

« La tuberculose est de toutes les maladies celle qui prélève le tribut
le plus lourd sur l'espèce humaine. Sur une mortalité générale annuelle
de 22 $^{o}/_{oo}$ vivants, qui est celle des pays civilisés, 3 sur 1.000 vivants
succombent à la phtisie pulmonaire ; la mortalité par phtisie est donc à
la mortalité totale dans le rapport de 3 à 22, c'est-à dire que le septième
de l'ensemble des décès est dû à la phtisie. » (Straus) (2).

En France, la tuberculose fait 150.000 victimes par an, soit une
moyenne de 409 sur 100.000 habitants.

A elle seule, la tuberculose est quatre fois et demie plus meurtrière
que la variole, la scarlatine, la fièvre typhoïde et la diphtérie réunies.

Depuis son apparition en France en 1832, le choléra a fait 382.955
victimes. Pendant le même temps, la tuberculose a donné 6.000.000 de
décès. (Léon-Petit).

Mais, alors que le choléra procède par assauts subits et violents,
précédés et suivis d'accalmies, la tuberculose, au contraire, poursuit sa
marche, sans arrêts, d'un pas sûr et régulier. Et notre esprit est ainsi fait

---

(1) J. GRANCHER. Prophylaxie de la Tuberculose. (*Rapport présenté à l'Académie
de Médecine, le 3 mai 1898. p. 5.)*

(2) I. STRAUS, La Tuberculose et son bacille, p. 471. 1895.

que nous nous affolons sans raison, à la nouvelle de l'arrivée possible d'une épidémie, tandis que nous restons impassibles et indifférents en face d'un péril latent qui nous entoure et nous menace sans cesse.

La tuberculose sévit sur tous les âges, aussi bien sur la première enfance, comme on l'a reconnu récemment, que sur la vieillesse. Mais c'est surtout à l'âge adulte, entre vingt et trente ans. au moment où l'homme va donner la mesure de ses forces physiques ou intellectuelles, qu'elle atteint son maximum d'intensité.

La tuberculose enlève chaque année, comme l'a dit un parlementaire bien renseigné, plus d'existences humaines que la guerre de 1870 n'en a fauché : elle prélève sur notre pays une dîme annuelle de 500.000.000 de francs, soit les 5/6 de la dîme prélevée par l'ensemble des maladies contagieuses. (Rochard).

Elle attaque toutes les classes de la société, riches et pauvres. Mais n'en doutez pas, c'est chez ces derniers qu'elle choisit de préférence ses victimes, dans les logements étroits et mal aérés où l'encombrement et la misère se trouvent presque toujours réunis (1).

Pourquoi la tuberculose fait-elle tant de ravages ?

Parce qu'elle est une maladie contagieuse, presque uniquement contagieuse.

II

CONTAGION PAR TUBERCULOSE

La découverte de la contagiosité de la tuberculose est de date récente. Elle est due à un médecin français, Villemin, qui, en transmettant la tuberculose aux animaux par inoculation de matière tuberculeuse, démontra en 1865 qu'elle est « une affection spécifique et virulente dont la cause réside dans un agent inoculable ».

Pour que cette admirable découverte fût complète, il ne manqua à Villemin que la connaissance de cet agent inoculable, car ainsi que vous en pouvez juger par les citations suivantes, Villemin (2) comprenait la tuberculose comme nous la comprenons aujourd'hui.

« Le tubercule et les matières de l'expectoration des phtisiques se comportent comme les substances virulentes ; ils reproduisent la tuberculose par l'inoculation et par l'absorption des voies naturelles (digestive, respiratoire). Les crachats rejetés depuis plusieurs jours et desséchés ne perdent pas cette propriété. Tout porte à croire que la transmission habituelle ne s'opère pas par des produits liquides. Elle se fait sans doute

----

(1) « Quand l'air et le soleil ne pénètrent pas dans une maison, le médecin y entre souvent », dit le proverbe persan.

(2) VILLEMIN, Etudes sur la Tuberculose. *Preuves rationnelles et expérimentales de sa spécificité et de son inoculabilité. 1868. passim.*

beaucoup plus fréquemment par l'intermédiaire des particules desséchées et réduites en poudre ou en fragments assez petits pour être soulevés par les mouvements de l'atmosphère ». — « Vivre dans un milieu confiné par des tuberculeux qui ne prennent aucune mesure contre l'infection de l'atmosphère par les matières expectorées, constitue évidemment une situation des plus favorables pour contracter la phtisie. » — « Enfin, qu'y a-t-il donc d'improbable dans la transmission de la tuberculose par l'ingestion des tubercules pulmonaires ou ganglionnaires imparfaitement cuits ? Qui sait même si nos enfants ne peuvent pas quelquefois contracter le carreau ou la méningite granuleuse en buvant le lait d'une vache pommelière ? »

La découverte de Villemin fut vivement et longtemps controversée malgré l'apport des expériences de Chauveau qui, en 1868, transmit la tuberculose à des génisses par l'ingestion de substance tuberculeuse ; de Cohnheim qui, en 1877, donna la tuberculose au lapin par inoculation de matière tuberculeuse dans la chambre antérieure de l'œil ; de Tappeiner qui, en 1878, rendit des chiens tuberculeux par l'inhalation de crachats pulvérisés de phtisiques.

Mais, en revanche, elle reçut une éclatante confirmation avec les travaux de Koch, quand ce savant vint annoncer le 24 Mars 1882, à la Société Physiologique de Berlin, qu'il avait réussi à isoler le bacille tuberculeux, à le cultiver et à reproduire la tuberculose chez les animaux en leur injectant le produit de ses cultures.

La communication de Koch eut un immense retentissement dans le monde scientifique, et, dès lors, tous les médecins admirent sans conteste la contagiosité de la tuberculose.

« Avec la découverte de Koch, nous avons fait un pas en avant. Non seulement, nous sommes forcés d'avouer que la phtisie est contagieuse, mais à moins d'admettre la génération spontanée du bacille, nous devons nier la phtisie spontanée. *Toute tuberculose naît d'une autre tuberculose comme l'enfant naît de sa mère : un organisme n'est infecté par le bacille tuberculeux qu'à condition d'avoir emprunté le bacille à un autre organisme.* » (Grancher et Hutinel). (1).

Je ne puis vous faire ici, Messieurs, une description complète du bacille tuberculeux : aussi ne vous dirai-je que quelques mots de sa biologie.

Dans les cultures, il se développe de préférence à une température de 37° à 38° et cesse de se cultiver au-delà de 42°. A 30° et au-dessous, le développement est extrêmement faible ; il est complètement arrêté entre 28° et 29° (Koch). Ces conditions de température ne se trouvant

---

(1) GRANCHER et HUTINEL, Article Phtisie du dictionnaire encyclopédique des sciences médicales. 1887.

réalisées que chez l'homme ou chez les animaux, le bacille de la tuberculose ne saurait vivre et se multiplier dans les circumfusa, dans le sol, dans les eaux, comme d'autres microbes pathogènes, ceux par exemple du charbon, de la fièvre typhoïde ou du choléra. Il doit donc être considéré comme étant rigoureusement parasite. (Koch).

Il résiste plusieurs mois à la dessication, à la putréfaction dans le sol, ainsi qu'au séjour dans les eaux non renouvelées. La lumière solaire a sur lui une grande puissance. Directe, elle le tue en quelques heures ; diffuse, elle produit le même effet en quelques jours. (Koch). La chaleur sèche a sur lui moins d'action que la chaleur humide : on peut chauffer à sec à 100°, des cultures tuberculeuses pendant trois heures sans que leur virulence soit éteinte, tandis que cette virulence disparaît en une minute, à 70°, sous l'influence de la chaleur humide. (Grancher et Ledoux-Lebard). En culture également, le bacille tuberculeux est tué en 30 secondes par l'acide phénique en solution à 50 $^{\circ}/_{\circ\circ}$, et en 10 minutes par le sublimé en solution à 1 $^{\circ}/_{\circ\circ}$. (Yersin).

Quant à la pénétration du bacille tuberculeux dans notre organisme, elle peut se faire par trois voies différentes : la voie cutanée, la voie digestive et la voie respiratoire.

La pénétration par *la voie respiratoire* [*] étant de beaucoup la plus fréquente, c'est la *seule* que j'étudierai ici.

Ni la *sueur* exhalée par les phtisiques, ni *l'air* expiré par eux ne contiennent de bacilles tuberculeux. (Di Mattei, Surmont, Celli et Guarnieri, Fr. Müller, Sormani et Brugnatelli, Charrin et Karth, Grancher, Cadéal et Mallet).

C'est donc par les sécrétions broncho-pulmonaires de ces malades, c'est-à-dire les *crachats*, que la contagion peut se faire et se fait en réalité. A cela, rien de surprenant puisque le bacille pullule dans les crachats, à tel point que Heller estime à 7 milliards 200 millions le nombre de bacilles tuberculeux expectorés quotidiennement par un phtisique.

Sur ce point, Koch (1) est très-affirmatif : « Pour ce qui est des voies et moyens par lesquels le virus tuberculeux est communiqué des phtisiques aux individus sains, il ne saurait y avoir de doutes. Les malades projettent par les secousses de toux, des particules de crachats qui se répandent dans l'air et subissent une sorte de pulvérisation. On

---

[*] STRAUS a saisi sur le fait cette pénétration du bacille tuberculeux par la voie respiratoire chez l'homme. Sur 29 individus sains ou du moins indemnes de tout soupçon de tuberculose, mais séjournant plus ou moins longtemps dans des salles d'hôpital, STRAUS a trouvé 9 fois le bacille tuberculeux pleinement virulent dans les cavités nasales. (*Bulletins de l'Académie de Médecine.* 1894. Séance du 3 Juillet.)

(1) KOCH, cité par STRAUS (La Tuberculose et son bacille, p. 575.)

peut donc admettre qu'un homme sain, placé au voisinage d'un phtisique, inhale des particules expectorées et s'infecte de cette façon.
Bien plus propres à l'infection sont les crachats desséchés qui, étant
donné la négligence avec laquelle on les traite, ont mainte occasion de
se répandre dans l'air. Les crachats sont projetés directement sur le sol,
où ils sont desséchés, piétinés et soulevés sous forme de poussière ;
ou bien ils sont déposés sur le linge de literie, sur les habits et surtout
dans les mouchoirs, où ils subissent la dessication et se répandent
ensuite dans l'air. »

Nombreuses et variées sont les expériences démontrant nettement
cette pénétration du bacille tuberculeux par la voie respiratoire, soit par
l'intermédiaire des crachats humides, soit par l'intermédiaire des
crachats· desséchés et mélangés aux *poussières atmosphériques.*

Villemin rend des cobayes tuberculeux en les laissant piétiner sur
de l'ouate arrosée avec des crachats de phtisiques (1869).

Tappeiner donne la tuberculose à des chiens en les soumettant deux
fois par jour, pendant une heure, à des pulvérisations de crachats de
phtisiques délayés dans cent fois leur poids d'eau (1878-1880).

Les expériences de Tappeiner, répétées avec des variantes sur
diverses espèces animales, donnent les mêmes résultats avec Bertheau
(1880), Weichselbaum (1882), Veraguth (1883), Thaon (1885), de Toma
(1886), Celli et Guarnieri (1886), Cadéac et Mallet (1888), Preyss (1891).
Ce dernier constate qu'il suffit, pour provoquer la tuberculose chez le
cobaye, d'un millième de milligramme de crachat tuberculeux contenant
environ 40 bacilles.

Mais, de toutes ces recherches, les plus intéressantes sont celles de
Cornet, de Berlin, sur la dispersion des bacilles tuberculeux dans les
poussières (1888).

Cornet recueille les poussières qui couvrent les meubles et les murs
des locaux habités par les phtisiques (salles de phtisiques des hôpitaux
ou appartements de la ville occupés par ces malades), dans des endroits
hors de la portée de l'expectoration, ou à l'abri du contact des mains.
Il les délaye dans de l'eau stérilisée et les injecte à des cobayes.

Puis il recueille et traite de la même façon des poussières de prove-
nances diverses : asiles d'aliénés, prisons, salles de chirurgie, rues de
Berlin, maisons particulières non habitées par des phtisiques.

Voici ses conclusions :

*Les poussières de la rue, celles recueillies dans des salles de
chirurgie bien tenues ou dans des maisons particulières non habitées
par des phtisiques donnèrent à l'inoculation des résultats négatifs.*

*Les poussières recueillies dans les salles de phtisiques des hôpi-
taux, dans les appartements privés occupés par des phtisiques,*

furent souvent virulentes et rendirent les cobayes tuberculeux.[*]

Cornet (1) a fait également une constatation de la plus haute importance : « *Malgré la propreté la plus méticuleuse du malade, malgré les conditions sociales les plus favorables, on trouvait des bacilles dans la poussière de l'appartement lorsque le malade répandait ses crachats sur le sol ou dans des mouchoirs, tandis que ces bacilles ne pouvaient être décelés dans la poussière des logements d'une malpropreté sordide, mais où le malade expectorait toujours dans un crachoir.* »

Plus récemment (1898), pour répondre à Germano et à Flügge qui soutenaient que ce sont surtout les particules humides des crachats qui sont contagieuses, au moment où elles s'échappent de la bouche du phtisique dans l'acte de la toux ou de la parole, Cornet (2) a fait l'expérience suivante :

Il a étendu un tapis dans une petite chambre et versé sur ce tapis des crachats tuberculeux qu'il a abandonnés à la dessication pendant deux jours. Il a ensuite placé des groupes de cobayes soit sur le tapis, soit sur des étagères à différentes hauteurs, puis balayé le tapis avec un balai rude pour dégager la poussière de ces crachats.

Sur 48 animaux ainsi soumis à l'infection, 46 sont devenus tuberculeux. Cornet n'avait pas voulu exposer une autre personne au danger inhérent à cette expérience ; il n'entrait dans la chambre, où lui-même frottait le tapis, que revêtu d'une blouse ajustée et en appliquant sur son visage une plaque d'ouate percée de deux trous pour les yeux.

Malgré ces précautions, il constata la présence de bacilles tuberculeux dans le mucus de ses fosses nasales et ce mucus inoculé à un cobaye rendit l'animal tuberculeux.

Comme vous le voyez, Messieurs, les *crachats surtout desséchés, sont extrêmement dangereux* et nous devons veiller à ce qu'ils soient soigneusement recueillis et détruits.

Pour les recueillir, quand le phtisique est à la maison, il doit, *c'est un devoir absolu pour lui comme une sauvegarde pour les siens, cracher dans un crachoir muni d'un couvercle et rempli à moitié soit d'une solution phéniquée à 5 %, soit d'une solution de sublimé à 1 %₀₀, soit encore d'une solution concentrée de formol.*

J'ai dit crachoir muni d'un couvercle : il doit en être ainsi pour éviter les mouches qui, comme l'ont montré Spillmann et Haushalter, Hofmann, peuvent jouer un certain rôle dans la dissémination du bacille tuberculeux.

---

[*] (D'où conséquence pratique : les parquets ou carrelages des chambres habitées par les phtisiques doivent être *lavés* et non balayés).

(1) CORNET, cité par STRAUS (La Tuberculose et son bacille, page 583.)

(2) Société de Médecine de Berlin (16 mars 1898).

Puis, matin et soir, crachoirs et crachats seront soumis pendant cinq minutes à l'ébullition dans un bain chargé de 10 grammes de carbonate de soude par litre d'eau.

A la promenade, le phtisique doit être muni d'un *crachoir de poche,* dont le modèle le plus répandu est celui de Dettweiler. Comme le précédent, ce crachoir doit contenir une solution bactéricide et, chaque jour, être désinfecté de la même façon.

En suivant ces conseils, si vous avez un phtisique dans votre famille, vous vous préserverez de la contagion et vous donnerez raison à mon maître Grancher, quand il dit que parmi les maladies contagieuses qui nous menacent, *la tuberculose est une des plus évitables.*

Et, maintenant, après ces expériences de laboratoire, dont l'énumération a pu vous sembler un peu aride, permettez-moi, pour entraîner votre conviction, si elle n'est pas déjà faite, de vous citer quelques cas cliniques de contagion.

Je les ai pris un peu partout, au hasard de mes lectures.

1° Jean A..., issu de parents phtisiques, se marie à Antoinette A..., très-saine, sans antécédents héréditaires. Bientôt éclatent chez Jean A... les signes de la phtisie : il meurt: sa femme se remarie et succombe ensuite phtisique, après avoir transmis la maladie à son second mari. Là ne s'arrêtent pas les désastres. Dans les derniers mois de sa maladie, Antoinette avait réclamé les soins d'une de ses nièces, Marguerite M..., mariée à Joseph B..., indemne de toute maladie, issue elle-même de parents sains. Marguerite M... succombe phtisique, transmet la maladie à son mari, Joseph B... qui en meurt. (Vialettes).

2° Une famille de cultivateurs se compose du père, de la mère et de trois garçons de constitution vigoureuse, sans tare héréditaire. L'aîné des fils devient soldat et contracte la phtisie au régiment. Il retourne au village, sa mère le soigne et devient phtisique : le fils cadet, le fils puîné, le père même subissent tous le même sort successivement. Le père est soigné par une voisine charitable qui devient phtisique et communique la maladie à son mari. (Bergeret).

3° Une jeune fille, issue d'une famille robuste, composée du père, de la mère, d'un garçon et de deux autres filles, abandonne son village pour aller soigner une jeune phtisique qu'elle ne quitte pas un instant pendant un mois. Rentrée dans sa famille, elle meurt de phtisie. Sa sœur puînée la soigne ; c'était un type achevé de grosse paysanne vigoureuse ; elle est atteinte du mal et y succombe. La phtisie s'arrêta là dans cette famille parce qu'on fit isoler la deuxième malade ; on avait soin de la faire cracher dans un vase clos et on entretenait du feu nuit et jour dans la cheminée, afin que l'air fût constamment renouvelé. (Bergeret).

4° Une jeune fille rentre dans sa famille avec une phtisie contractée dans un pensionnat, et dont elle meurt. Elle était l'aînée ; la sœur qui la suivait, hérite de sa chambre et de sa garde-robe ; elle meurt phtisique. La troisième fille, héritant encore de la chambre et des vêtements, succombe aussi phtisique. Les parents étaient d'une bonne santé et sont restés bien portants. (Villemin).

5º Un homme de vingt-six ans ayant eu plusieurs hémoptysies et d'autres symptômes pulmonaires, se marie avec une femme jeune, de bonne santé et appartenant à une famille saine ; elle meurt de phtisie quatre mois après son premier accouchement. Il se maria de nouveau, deux ans après, avec une jeune fille de vingt-et-un ans, bien portante, qui mourut de phtisie trois mois après son second accouchement. Il se maria une troisième fois, avec une fille robuste, sans antécédents héréditaires, qui mourut de tuberculose miliaire généralisée. Le mari mourut phtisique quelque temps après. (H. Weber).

« Laënnec raconte qu'il était à Paris le médecin d'un couvent où toutes les sœurs devinrent phtisiques pendant dix ans, sauf celles qui avaient soin du jardin ou qui sortaient souvent pour faire des courses. Bergeret (d'Arbois) a vu aussi un couvent décimé par la phtisie. Marfan a rapporté l'histoire d'une véritable épidémie de tuberculose pulmonaire dans un bureau mal ventilé où travaillaient 22 employés ; en quatre ans, 13 d'entre eux succombèrent à la phtisie. Arthaud (de Paris) a raconté, au dernier Congrès de la tuberculose, qu'à l'usine municipale d'électricité il avait constaté 32 tuberculeux sur 35 ouvriers ; 4 d'entre eux étaient de vieux tuberculeux, 23 autres avaient contracté la tuberculose depuis leur entrée à l'usine. Potain a rapporté, en 1885, l'histoire d'un ménage, habitant la rue de Bourgogne, dont la femme mourut tuberculeuse en laissant des enfants. Le mari se remaria ; sa deuxième femme mourut tuberculeuse ; son fils du second lit mourut également tuberculeux et tous avaient continué à habiter le même appartement. Je connais, dans une belle maison de Paris, une chambre de domestique où successivement trois bonnes ont contracté la tuberculose. Je connais aussi une ferme d'un petit village de Bretagne où le père et les quatre enfants moururent phtisiques ; on y recueillit deux nièces nées de parents non tuberculeux et qui devinrent aussi phtisiques. Les médecins de la marine disent que dans tous les pays sauvages, quand un phtisique entre dans une case, toute la famille est atteinte et tous ses membres succombent successivement. » (Daremberg). (1).

Ces exemples sont surtout des cas de *contagion familiale*. En voici d'un autre genre.

Les hôpitaux sont un centre d'infection tuberculeuse *aussi bien pour les malades que pour le personnel.*

« La phtisie, dit Debove, est d'une fréquence extrême chez les sujets atteints de maladies chroniques qui ont dû séjourner longtemps dans les hôpitaux ou hospices. » (2).

Landouzy, étudiant la mortalité décennale par tuberculose des

---

(1) DAREMBERG. Traitement de la phtisie pulmonaire. 1893. (t 1, pp. 52-54).
(2) DEBOVE. Leçons sur la Tuberculose parasitaire. (p. 22, 1884.)

infirmiers des hôpitaux de Paris, a trouvé une proportion de 217 décès par cette maladie sur 599 décès généraux, soit 36,22 °/₀.

La communauté des Augustines de l'Hôtel-Dieu de Paris compte de 111 à 115 membres. En 24 ans, les décès ont été de 112, dont 82 par tuberculose (Letulle).

A Berlin, Cornet a pu obtenir les chiffres officiels des ordres religieux catholiques adonnés aux soins des malades dans le royaume de Prusse : le personnel comprenait, pour 1885, 5.470 Sœurs de Charité et 383 Frères de la Miséricorde. Il résulte de cette enquête portant sur les 25 dernières années, que la tuberculose entre pour une proportion de 62,88 °/₀ dans la mortalité de ces ordres religieux.

De même, la tuberculose sévit dans les couvents, surtout dans les couvents de religieuses cloîtrées, dans les prisons, dans les asiles d'aliénés, dans les casernes, dans les ateliers, dans les pensions, chez les internes, ce qui démontre *que le dortoir commun doit être particulièrement incriminé*.

Je sais bien que dans l'armée des mesures sévères ont été prises en France depuis quelques années pour éviter la contagion.

Mais, pour les ateliers, rien n'a été fait et l'on a cité maints ateliers décimés par la tuberculose et dans lesquels se trouve marquée la place du poitrinaire.

Il en est de même pour les pensions. Et, s'il m'est permis d'exprimer ici un vœu en faveur de l'enfance, je demande que les élèves atteints de tuberculose ouverte, c'est-à-dire contagieux, ne soient pas admis dans les établissements d'éducation ou soient rendus à leurs familles. Et cela, en attendant que le Parlement nous donne une loi rendant obligatoire la déclaration de la tuberculose, et, comme sanction naturelle, une seconde loi rendant obligatoire la désinfection des logements habités par les tuberculeux.

Ici, Messieurs, j'ouvre une parenthèse pour vous parler de l'hérédité dans la tuberculose.

III

DE L'HÉRÉDITÉ DANS LA TUBERCULOSE

Je n'ai considéré jusqu'ici la tuberculose que comme une maladie contagieuse et je n'ai pas encore prononcé le mot de phtisie héréditaire. C'est, qu'en réalité, l'hérédité, au sens strict qu'on attache à ce mot, est une exception et ne mérite pas d'entrer en ligne de compte dans la conception de la tuberculose.

Certes, on ne peut nier que dans certaines familles, la phtisie paraisse sévir avec une sorte de prédilection et se transmettre avec une grande facilité d'une génération à l'autre. Une mère phtisique (c'est la forme la plus fréquente que revêt l'hérédité) donne naissance à un ou plusieurs enfants ; pendant leurs premières années, les enfants jouissent en apparence d'une bonne santé, puis, au moment de la puberté, ils deviennent phtisiques à leur tour et meurent successivement. C'est la mère, dit-on, qui a donné sa tuberculose à ses enfants.

Pour qu'il en fût ainsi, il faudrait admettre que l'infection tuberculeuse a été transmise par la mère au moment de la naissance, mais que cette infection aurait été bien légère puisqu'elle a pu sommeiller de longues années avant de se manifester.

A cette théorie de l'infection tuberculeuse par la mère avec latence du germe *(hérédo-contagion)* dont Baumgarten et Verneuil se sont faits les défenseurs, s'opposent les données suivantes de la clinique et de l'expérimentation.

1° Aussi bien chez les bovidés, dont la tuberculose offre avec la nôtre tant de points de ressemblance, que dans l'espèce humaine, *la tuberculose congénitale,* c'est-à-dire celle transmise par la mère au moment même de la naissance, est d'une extrême rareté. Sur ce point, médecins et vétérinaires sont d'accord ; d'après Küss, on n'en connaîtrait qu'environ 140 exemples, dont 40 dans l'espèce humaine. C'est qu'il faut pour que la transmission de la tuberculose puisse se faire par la mère, une condition toute particulière : la présence du bacille tuberculeux dans le sang de la mère. Et cette condition ne se trouve réalisée que dans la tuberculose aigüe, alors que l'infection a envahi tout l'organisme, ou dans la tuberculose très-avancée, à l'ultime période de cachexie. (Weichselbaum, Rütimeyer, Meisels, Lustig, etc. — Steinheil, Straus, Kastner).

2° De même, corollaire forcé, il est à peu près impossible de transmettre expérimentalement la tuberculose de la mère au fœtus. Presque tous ceux qui ont essayé, Straus et Grancher, Nocard, Leyden, Vignal, Sanchez-Toledo, etc, ont échoué : seul, Gærtner a obtenu quelques résultats positifs, mais en réalisant les conditions de la tuberculose miliaire généralisée.

3° Les recherches de ces vingt dernières années (Frœbelius, Biedert, Landouzy et Queyrat, Lannelongue, Hutinel, Boltz, Brandenberg, Müller etc.) ont établi que chez l'enfant, la tuberculose est plus commune qu'on ne le suppose, mais que, très-rare pendant les trois premiers mois de la vie, elle devient ensuite de plus en plus fréquente, au fur et à mesure que l'enfant grandit et que les chances de contagion se multiplient autour de lui. A ce point de vue, la statistique publiée par Holti sur la mortalité par tuberculose des habitants d'Helsingfors et des communes environnantes est intéressante à consulter. C'est dans le cours des deux premières années, y voyons-nous, que la tuberculose sévit avec le plus d'intensité ; ce qui tient, suivant la remarque d'Holti, à ce que les tout jeunes enfants, avant de savoir marcher, se traînent sur le sol, soulèvent la poussière et sont de la sorte très-exposés à s'infecter.

4° Toutefois, comme le fait observer Grancher, l'argument capital contre la théorie de Baumgarten a été fourni par la médecine vétérinaire. (Bang, Nocard, etc.) On connaît l'extrême fréquence de la tuberculose chez les bovidés adultes et, par contre, son extrême rareté chez les veaux nouveau-nés. Or, il suffit d'éloigner de leurs mères ces jeunes veaux non tuberculeux, quoique nés de mères tuberculeuses, pour les voir échapper indéfiniment à la maladie. Nocard en a fait l'épreuve en 1892 dans une vacherie, où sur 105 sujets, 55 étaient tuberculeux. En enlevant de cette vacherie les jeunes veaux et en les mettant dans une étable saine, Nocard n'a vu aucun de ces animaux devenir tuberculeux dans les trois ou quatre années qui ont suivi.

Aussi, de cet ensemble de faits qui viennent se compléter et se donner un mutuel appui, sommes-nous en droit de conclure avec Cohnheim : « Je ne nie pas que la tuberculose ne puisse être héréditaire, mais je ne puis me défendre de la pensée que cette hérédité est probablement une éventualité rare et que, de toute façon, au point de vue étiologique, cette éventualité doit être absolument reléguée au dernier plan, comparativement à l'infection extra-utérine ».

Mais, si les enfants n'héritent pas la tuberculose de leurs parents, ils reçoivent d'eux, cela est certain, une prédisposition à contracter la tuberculose par contagion, au même titre d'ailleurs que les enfants des autres dégénérés, syphilitiques, alcooliques, etc.

Telle est l'opinion de Villemin, de Koch, de Peter.

« Les enfants accusés de tuberculisation héréditaire ne sont pas tuberculeux en venant au monde (la phtisie congénitale est plus que rare) ; ils deviennent tuberculeux à 5 ans, à 15 ans, à 30 ans, à 40 ans, à 80 ans et même au-delà. S'ils ont hérité de la maladie dans sa cause, qu'est donc devenue cette dernière pendant tout ce temps ? Comment a-t-elle pu sommeiller pendant dix, vingt, trente ans, pour éclore soudainement ?... Prétendre que la tuberculose se transmet en tant que maladie dans son principe essentiel, c'est aller, ce nous semble, contre toute logique... S'il y a quelque chose d'héréditaire dans la tuberculose, ce ne peut donc être que l'aptitude plus ou moins prononcée à la contracter. Mais la prédisposition, quelque incertaine qu'elle soit, ne peut engendrer d'elle-même la maladie». (Villemin) (1).

« Dans ma pensée, l'hérédité de la tuberculose s'explique de la façon la plus simple, si l'on admet que ce n'est pas le germe infectieux lui-même qui est transmis héréditairement, mais certaines particularités qui

____

(1) VILLEMIN, Études sur la tuberculose, 7ᵐᵉ étude : de l'hérédité. p. 274-290, 1868 passim.

favorisent le développement du germe mis ultérieurement en contact avec le corps du nouveau-né». (Koch) (1).

« On ne naît pas tuberculeux, mais tuberculisable. C'est à peine si l'on peut citer quelques cas de fœtus ayant des tubercules, et l'enfant qui vient au monde n'en a ordinairement pas. Celui qui sera tuberculeux naît avec une faiblesse de constitution qui le prédispose au développement des tubercules». (Peter) (2).

Non seulement, on n'a pu formuler aucune objection sérieuse contre cette théorie de l'*hérédo-prédisposition*, mais encore les faits parlent en sa faveur.

C'est ainsi que Stich, médecin de l'asile des orphelins de Nuremberg, n'a vu dans l'espace de huit ans, qu'un seul cas de tuberculose parmi les cent pensionnaires de la maison dont beaucoup étaient de souche tuberculeuse

Schnitzlein, médecin de l'orphelinat de Munich, a observé de 1866 à 1888 un total de 613 enfants, dont 50 °/₀ exactement étaient nés de parents tuberculeux ; néanmoins, depuis l'année 1876, aucun cas de mort par tuberculose n'était survenu dans l'établissement.

Epstein, en quatre ans, n'a trouvé aucun cas de tuberculose dans l'orphelinat de Prague, tandis que Frœbelius nous montre l'asile d'enfants de Saint-Pétersbourg décimé par la tuberculose dès les premiers mois de la vie. Et cette différence tient uniquement à ce que, à Prague, les mères ont été immédiatement séparées de leurs enfants et ces derniers confiés à des nourrices saines (Grancher).

Hutinel a provoqué une enquête administrative sur la fréquence de la tuberculose chez les enfants assistés de Paris envoyés en province par l'Assistance Publique. On n'aurait constaté que 15 phtisiques sur 18.000 enfants. Ce chiffre est évidemment trop faible ; mais il prouve que la phtisie est rare parmi ces enfants dont un grand nombre proviennent de parents tuberculeux. S'ils ne deviennent pas tuberculeux eux-mêmes, c'est que, placés en pleine campagne, ils sont moins exposés à la contagion ; c'est donc aussi que leurs parents ne leur ont pas transmis le germe de la maladie à laquelle ils ont succombé.

Ces exemples sont démonstratifs et nous imposent, sans restriction, l'obligation suivante :

Quand un enfant naît dans une famille tuberculeuse, nous devons, si nous voulons le préserver de la contagion, l'enlever sans retard du milieu familial, et le confier à une nourrice saine ; et dans les années qui suivront écouter les conseils de Peter :

« Faire de l'enfant un petit paysan, changer la vie urbaine pour la vie

---

(1) Koch, cité par Straus (la Tuberculose et son bacille. p. 511-512).
(2) Peter, Leçons de clinique médicale : Hérédité tuberculeuse, t. 2 p. 157.

agreste, la vie dans les chambres pour la vie dans les champs, la privation de soleil par l'exposition au soleil, la crainte du froid par sa recherche, les bains chauds par les bains de rivière, le repos par l'activité, les exercices intellectuels par les musculaires, en un mot vivre de la vie naturelle : là est, en réalité, la vraie prophylaxie. » (1).

La parenthèse fermée, étudions la question de la curabilité de la tuberculose ; question d'utilité plus immédiate.

IV

CURABILITÉ DE LA TUBERCULOSE

Oui, Messieurs, la tuberculose est curable ; c'est même une des plus curables parmi les maladies chroniques qui atteignent l'homme.

Les preuves scientifiques de cette curabilité sont bien faciles à saisir. Elles sont de deux ordres différents : les unes tirées des résultats des autopsies, les autres tirées des statistiques des sanatoriums.

Examinons d'abord les premières.

Dans son service de Bicêtre, Natalis Guillot a trouvé des lésions tuberculeuses anciennes et cicatrisées chez des vieillards morts de toutes sortes de maladies, sauf de tuberculose, dans la proportion de 60 °/₀.

Dans une lettre à Knopf, Brouardel (2) s'exprime ainsi: « Il n'y a guère d'autopsies pratiquées sur des individus morts de cause violente et habitant Paris depuis plus de dix années, qui ne montrent pas de lésions tuberculeuses souvent guéries, soit par transformation crétacée, soit par cicatrisation fibreuse ». — « Il ne faut pas oublier, ajoute Brouardel, que la clientèle de la Morgue n'est pas très-choisie ».

A l'hôpital Saint-Antoine, sur 189 autopsies pratiquées pour des affections autres que la tuberculose, Letulle a trouvé dans la moitié des cas des lésions de tuberculose pulmonaire éteintes.

Les faits sont là, nets, irréfutables. Que prouvent-ils ?

Ils prouvent que la moitié d'entre nous ont été, sans le savoir, tuberculeux à un moment donné de leur existence et, bien mieux, qu'ils ont guéri seuls, sans médecin.

Ils prouvent, fait d'une haute valeur scientifique, que l'homme est plus réfractaire à la tuberculose qu'on ne le suppose, puisque 50 fois sur 100, cette infection s'arrête chez lui, d'elle-même, sans traitement.

Cela vous surprend ? Vous allez comprendre.

---

(1) PETER, Leçons de Clinique Médicale. T. 2, p. 485.

(2) KNOPF (S-A). Les sanatoria. Traitement et prophylaxie de la phtisie pulmonaire, p. 23, 2ᵉ édition, 1900.

Dans toute maladie infectieuse, en dehors de l'agent infectieux, du microbe pathogène, intervient un autre facteur : le terrain. Soyez forts et vigoureux, le bacille tuberculeux aura beau s'introduire chez vous, les cellules de vos tissus répondront victorieusement à ses attaques et l'empêcheront de se développer. Mais que, pour une raison quelconque vous tombiez en état de déchéance organique, si vous absorbez le bacille tuberculeux, il se multiplicra chez vous aussi facilement que dans un bouillon de culture.

Déjà, bien avant les découvertes de Pasteur, Trousseau disait dans son langage imagé : « Les maladies contagieuses se sèment par germes ; semez sur du roc, il ne poussera rien ; semez sur du terreau, vous aurez une abondante récolte. »

Une fois de plus, Trousseau avait raison.

Les preuves tirées des statistiques des sanatoriums sont tout aussi convaincantes. Ces statistiques sont nombreuses, je n'ai pas besoin de vous le dire, mais je ne vous en donnerai que deux : celle de Manasse et celle du sanatorium Bâlois, de Davos-Dorf. Celle-ci m'a été communiquée par les docteurs Kündig et Meyer.

STATISTIQUE DE MANASSE

Portant sur **5032** *malades soignés à Gœrbersdorf de 1876 à 1886*

DEGRÉS DE LA MALADIE	NOMBRE DE MALADES	GUÉRIS	PRESQUE GUÉRIS	GUÉRIS ET PRESQUE GUÉRIS
	P. 100	P. 100	P. 100	P. 100
I	1390 (27,62)	387 (27,08)	430 (31,00)	817 (58,8)
II	2225 (44,21)	152 (6,83)	325 (14,6)	477 (21,43)
III	1417 (28,17)	12 (0,48)	33 (2,3)	45 (3,14)
	5032	551 (11,00)	788 (15,6)	1339 (26,6)

La statistique de Manasse (1) porte sur 5.032 malades soignés au sanatorium de Brehmer à Gœrbersdorf, pendant une période de 10 ans, de 1876 à 1886.

Un mot, tout d'abord, pour vous expliquer les termes, « guéris » et « presque guéris». Ils signifient guérisons absolues et guérisons relatives, suivant le sens de Dettweiler. D'après Dettweiler, les guérisons absolues ont trait à des phtisiques ayant recouvré toutes leurs fonctions normales avec un poumon, ne présentant plus que des signes de cicatrice, sans toux, sans expectoration, sans bacilles.

---

(1) Donné par Knopf. (Les sanatoria. p. 29).

Les guérisons relatives comprennent tous les phtisiques qui, avec l'apparence d'une bonne santé, le bon fonctionnement de tous les organes, en particulier du cœur et des poumons, ont conservé quelques signes physiques, tels que craquements ou râles, et une légère expectoration purulente.

Ces « relativement guéris », vous ferai-je remarquer, sont à même de vivre encore 10, 15, 20 ans et même plus, c'est-à-dire aussi longtemps que ceux d'entre nous qui sont goutteux, rhumatisants, diabétiques ou albuminuriques.

Cela dit, nous voyons que le taux des guérisons qui est de 58,8 °/₀ pour les phtisiques au premier degré, descend à 21,43 °/₀ pour ceux au deuxième degré et à 3,14 °/₀ pour ceux au troisième degré.

Les guérisons sont donc d'autant plus nombreuses que la tuberculose est moins avancée. D'où conclusion : *il n'est jamais trop tôt pour un phtisique de se soigner, mais il est souvent trop tard.*

Ces résultats me demanderez-vous, sont-ils durables ? Parfaitement, à condition, qu'après leur sortie du sanatorium, les malades s'astreignent à suivre une hygiène rigoureuse. Et avec Sabourin, j'ajouterai : « Quand on a la chance de se guérir une fois de la tuberculose, c'est généralement par sa propre faute qu'on en meurt ».

Chez Turban (1), à Davos, où l'on ne reçoit que des phtisiques à lésions peu avancées et peu étendues, les résultats sont encore meilleurs. Turban obtient un taux *moyen* de 66,1 °/₀ de guérisons absolues ou relatives, à la sortie du sanatorium, après un séjour moyen de 222 jours. La statistique porte sur 408 malades soignés en dix ans.

Mais, chez Turban, la discipline est sévère, et avec raison, car tout dépend du mode d'application du traitement. C'est le médecin, a-t-on dit, qui fait le sanatorium.

A ce propos, une anecdote de Brouardel. (2).

« Il y avait, dans un très-grand sanatorium un médecin qui avait un caractère intraitable (cela se voit quelquefois même parmi les médecins) et qui se brouilla avec son administration (cela s'est également vu parfois) ; mais ses malades guérissaient. L'administration a pris un médecin fort aimable, qui laisse trop de liberté aux malades : ils ne guérissent plus. Cela n'est point pour faire l'éloge des mauvais caractères, mais c'est pour indiquer l'importance de la direction médicale ».

La statistique de Manasse que nous venons d'étudier concerne des poitrinaires riches ou aisés, c'est-à-dire possédant les ressources nécessaires pour rester au sanatorium tout le temps désirable.

---

(1) Turban (K), Beitræge zur Kenntniss der Lungen - Tuberkulose. Wiesbaden, 1899. p. 154.

(2) Brouardel (P), La lutte contre la tuberculose (*Revue Scientifique*. 27 Janvier 1900).

STATISTIQUE DE L'HOPITAL BALOIS
(DAVOS-DORF)
Portant sur 596 Malades soignés de 1897 à 1900

SONT ENTRÉS :		1899	1898	1897		SONT SORTIS :	1899	1898	1897
Cas légers....	a	18,75 %	24,5 %	27,57 %	Guéris	19,5 %	20,0 %	25,38 %
	b	31,25 %	34,5 %	18,91 %	Très-améliorés	35.0 %	48,8 %	42,31 %
					Un peu améliorés	31.4 %	23,9 %	23,1 %
					Stationnaires	5.9 %	9,4 %	3,84 %
Cas moyens....		31,25 %	24,5 %	32,98 %	Aggravés	7,3 %	2,8 %	3,84 %
					Morts	0,9 %	1,1 %	1,53 %
Cas graves.....		18,75 %	16,5 %	20,54 %				
					Avec résultats	85.9 %	86,7 %	90,8 %
a Cas récents.					Sans résultats	14,1 %	13,3 %	9,2 %
b Cas anciens.								

La seconde, celle de Kündig et Meyer (1), concerne des poitrinaires soignés au sanatorium populaire de la ville de Bâle, à Davos-Dorf : elle porte sur 596 malades soignés en trois ans. Pour tous ces malades, la cure a été de trois mois seulement, de treize semaines, comme on dit en Allemagne. Ce chiffre de treize semaines a été fixé par Dettweiler lui-même comme le minimum nécessaire pour obtenir, soit une guérison dans les cas de tuberculose au début, soit une amélioration durable dans les cas de tuberculose un peu plus avancée.

Je suis de l'avis de Dettweiler et j'ai fixé à trois mois le minimum de cure dans notre sanatorium pour les poitrinaires indigents (2). Quant à nos autres malades qui, eux, disposeront de quelques ressources, ils pourront rester avec nous six mois, un an s'il le faut, c'est-à-dire le temps nécessaire pour obtenir leur complet rétablissement.

Ne comptons, si vous le voulez, dans la statistique de Kündig et Meyer, que les guérisons et les grandes améliorations pour *tous* les cas : nous avons encore une proportion *moyenne* de 21,62 °/₀ pour les guérisons et de 42,03 °/₀ pour les grandes améliorations.

Après trois mois de cure, ces résultats sont en somme très-satisfaisants.

Mais sont-ils persistants ? Gebhard, (3) médecin en chef de la Compagnie hanséatique d'assurances contre l'invalidité et la vieillesse, va nous l'apprendre :

Sur 1.231 malades :

Travaillaient depuis plus d'un an : 29, soit 2,5 °/₀.

Travaillaient depuis plus d'un an, mais moins de deux ans : 330, soit 28,8 °/₀.

Travaillaient depuis plus de deux ans, mais moins de 3 ans : 306, soit 26,7 °/₀.

Travaillaient depuis plus de 3 ans, mais moins de 4 ans : 165, soit 14,4 °/₀.

Travaillaient depuis plus de 4 ans : 17, soit 1,4 °/₀.

Etaient incapables de tout travail ou touchaient la totalité de la prime d'assurance : 107, soit 9,3 °/₀.

Etaient morts : 190, soit 16,6 °/₀.

N'ont pu être retrouvés par suite de changement de domicile : 87.

On compte en Allemagne, qu'après trois mois de cure au sana-

---

(1) Kündig et Meyer. (Jahresberichte der Basler Heilstætte für Brustkranke in Davos und des Basler Hilfsvereins für Brustkranke, 1897-98-99).

(2) De l'avis de tous, trois mois de sanatorium suffisent pour guérir une première attaque de tuberculose. Mais il importe, pour obtenir ce résultat, que le diagnostic soit fait immédiatement, bien avant l'apparition des bacilles dans les crachats.

(3) Art. de Sersiron, (*Presse médicale*, 3 février 1900).

torium, un poitrinaire est en état de donner un travail effectif pen-
dant 3 ans.

V

TRAITEMENT HYGIÉNIQUE DE LA TUBERCULOSE
DES SANATORIUMS (1)

Quel est donc le traitement qui donne des résultats si certains dans la tuberculose ? Où ce traitement peut-il être suivi avec quelques chances de succès ?

C'est le traitement hygiénique qui ne peut être suivi avec succès que dans un sanatorium.

Et, tout d'abord, qu'est-ce qu'un sanatorium ?

Un sanatorium, encore appelé établissement fermé, est une maison de cure pour les poitrinaires.

Les malades y entrent de leur plein gré, et, une fois entrés, se soumettent à l'autorité du médecin.

Ne ressemblant en aucune façon à un hôpital, un sanatorium est un établissement tout spécial et construit avec les derniers perfectionnements de l'hygiène moderne.

Toutes les pièces destinées aux malades (chambres à coucher, salle à manger, salles de réunion) sont spacieuses, bien ventilées et exposées au midi.

Des galeries couvertes et bien protégées contre le vent et le soleil (galeries de cure) sont disposées en avant ou sur les côtés du sanatorium et les malades y vont faire, étendus sur des chaises longues, leur cure d'air et de repos.

Tous les services importants (cuisine, buanderie, désinfection, chauffage, éclairage, etc.) sont en sous-sol, afin de ne pas vicier l'atmosphère du sanatorium. C'est pour la même raison que le sanatorium est éclairé à la lumière électrique et chauffé avec de la vapeur à basse pression et à retour direct.

Autour du sanatorium, suffisamment isolé des habitations voisines, est un parc entouré de murs ou de haies. Dans ce parc de vaste étendue, sont tracées des allées, soit horizontales, soit à inclinaisons

---

(1) BEAULAVON (P) Traitement de la tuberculose pulmonaire dans les sanatoria. Thèse de Paris, 1896.

CHUQUET (A). L'hygiène des tuberculeux. Paris. 1899.

LAUTH (G) Traitement de la tuberculose par l'altitude. Paris, 1896.

LÉON-PETIT (E-P). Le phtisique et son traitement hygiénique. Paris. 1895.

MŒLLER (A). Les sanatoria dans le traitement de la phtisie. Bruxelles. 1898.

REGNARD (P). La cure d'altitude. 2ᵐᵉ édition. Paris. 1898.

SABOURIN (CH.). Traitement rationnel de la phtisie. Paris. 1896.

variées, et sont installés des bancs et des kiosques pour permettre aux
malades de se reposer dans les courtes promenades autorisées par le
médecin.

Dans le sanatorium habite le médecin, qui est ainsi de jour et de
nuit à la disposition de ses malades et dont la vie se trouve intimement
mêlée à la leur, à tous les moments de la journée, même au moment
des repas qu'il prend d'ordinaire avec eux.

Quant à la situation du sanatorium, il importe de savoir qu'elle est
indifférente. Qu'il soit en plaine (et c'est le cas de la plupart des
sanatoriums allemands) ou en montagne, les résultats sont les mêmes
et dépendent uniquement de la façon dont le traitement est suivi. *Il
n'y a pas de climat curateur de la phtisie.* Et, quand il s'agit de
phtisiques nécessiteux, il est encore préférable de les soigner dans leur
pays même ; de cette façon, ils n'ont pas à subir un nouvel acclimate-
ment, comme les phtisiques qui reviennent d'un sanatorium d'altitude.

Passons au traitement.

C'est à un Allemand, Hermann Brehmer, que revient l'honneur
d'avoir institué systématiquement le traitement hygiénique de la
tuberculose et d'avoir fondé le premier sanatorium pour phtisiques.

Le titre de sa thèse inaugurale (1856) indique nettement ses idées
sur la phtisie : *tuberculosis primis in stadiis semper curabilis.*

Brehmer ne reçut qu'en 1859 l'autorisation de fonder son sanatorium,
et encore fallut-il l'intervention de ses amis Humboldt et Schœnlein. Il
l'établit à Gœrbersdorf, en Silésie.

Il est intéressant de suivre l'idée théorique qui a guidé Brehmer
pour établir les bases du traitement hygiénique de la tuberculose.

Pour lui, les phtisiques ont un cœur petit, en disproportion avec le
territoire pulmonaire qu'il doit irriguer, et, c'est ce manque d'équilibre
qui crée la prédisposition à la phtisie. Pour guérir ces malades, il faut
fortifier leur cœur par un séjour en montagne, des exercices en plein
air et de la suralimentation.

Les phtisio-thérapeutes modernes, et surtout Dettweiler, de Falkenstein (*), un des principaux élèves de Brehmer, ont légèrement modifié
ce traitement en faisant du repos une partie importante de la cure.

Ils considèrent le phtisique comme un individu en état de déchéance
organique et qui n'est devenu la proie du bacille tuberculeux que grâce à
cette déchéance. Ils estiment que l'homme, avec ses propres forces, peut
résister au bacille et sortir victorieux de la lutte, en suivant un traitement
qui, d'une part, augmentera les apports (cure d'alimentation et cure d'air)
et, d'autre part, diminuera les pertes (cure de repos).

---

* Le second sanatorium allemand, celui de Dettweiler, à Falkenstein, a été ouvert en
1876.

Comme le dit Sabourin: « pour arriver au succès, le budget organique du tuberculeux doit toujours être en excédent de recettes ».

Les trois principaux facteurs du traitement hygiénique sont :

La cure d'alimentation, la cure d'air, la cure de repos.

Pour se guérir, il faut qu'un phtisique arrive à manger, qu'il mange beaucoup et quand même.

Or, il est rare qu'à son arrivée au sanatorium, le phtisique ait beaucoup d'appétit. Comme le dit Dettweiler, « c'est sa destinée particulière de voir la véritable faim diminuer à mesure que dure et s'accroît l'inanition des tissus ».

La tâche du médecin est parfois fort difficile.

Le phtisique est un petit mangeur et ses voies digestives sont souvent en mauvais état. Et, cependant, il faut que le médecin arrive d'abord à nourrir son malade malgré lui, puis à le faire augmenter progressivement de poids, sans fatiguer l'estomac.

Tous les régimes sont bons pour atteindre le but.

Cette question de l'alimentation est très-étudiée dans les sanatoriums. « Ma cuisine, c'est ma pharmacie », répond plaisamment Dettweiler, quand on lui demande les noms des médicaments qu'il donne à ses phtisiques.

Il est vrai de dire que l'appétit ne tarde pas à revenir sous l'influence du milieu et de la cure d'air.

La cure d'air se fait d'une façon continue, nuit et jour, hiver comme été ; elle n'est interrompue qu'au moment des repas.

Le meilleur moyen, selon Dettweiler, pour habituer les phtisiques à l'air, est de les y exposer couchés.

Pour arriver à l'accoutumance, on procède par entraînement et les moins valides commencent leur cure d'air à la chambre avant de se rendre à la galerie de cure.

La cure d'air de jour se fait sur des chaises longues sous des galeries couvertes (galeries de cure) qui protègent les malades contre le vent, la pluie et surtout le soleil, si funeste aux phtisiques. (Sabourin).

Elle peut se faire par tous les temps (Blumenfeld), même par les plus grands froids. A Davos, les malades supportent très-bien une température de — 27° c., (Turban) parce qu'ils sont abrités du vent.

Sur leurs chaises longues, ils s'enveloppent de couvertures de laine et ont des boules d'eau chaude aux pieds.

La nuit, la cure d'air se continue par l'aération de la chambre qui se fait habituellement par une imposte s'ouvrant de haut en bas et tournant sur un axe horizontal.

L'imposte est fermée au moment du coucher et du lever pour éviter les refroidissements. Pour le même motif, la nuit, les malades sont très-couverts avec des vêtements de laine ou de flanelle. L'hiver, les chambres doivent être chauffées et avoir une température minima de 10 à 12°.

Les effets de la cure d'air sont très-remarquables.

La perte d'appétit et le dégoût des aliments disparaissent assez vite ; les digestions sont meilleures, la toux et les sueurs diminuent ; le sommeil est plus calme, et au réveil, le phtisique éprouve un bien-être auquel il n'était plus depuis longtemps habitué.

Sous l'influence de la cure d'air et du repos, la fièvre, dite de surmenage, tombe en quelques jours (Sabourin) et les infections secondaires, si fréquentes dans la tuberculose, ont moins de chances de se produire.

Quant à la fièvre tuberculeuse proprement dite, elle est beaucoup plus tenace, mais elle finit par disparaître à la longue, lorsque le phtisique est arrivé non pas seulement à se nourrir, mais bien encore à se suralimenter.

La *cure de repos* se combine, de fait, avec la cure d'air puisque les malades passent une grande partie de la journée sur leurs chaises longues, à la galerie.

Le phtisique doit, il est vrai, se reposer pour dépenser moins, mais ce repos ne doit être que relatif. Un excès de ce genre, en ralentissant les échanges organiques, lui serait aussi préjudiciable qu'un excès d'exercice.

Aussi, dans tous les sanatoriums, permet-on de petites promenades à ceux des malades dont la température prise dans la bouche, ne dépasse pas 37°5 (1). A Falkenstein, une promenade de trois quarts d'heure est regardée comme déjà longue.

Chaque jour, le médecin indique la durée et le but de ces sorties qui se font dans le parc aménagé à cet effet autour de l'établissement. Il conseille toujours de monter à l'aller afin que le retour soit plus facile et, à la moindre sensation de fatigue, de s'arrêter à un des bancs ou des kiosques de repos disposés un peu partout à cet effet

« Le malade, dit Brehmer, doit faire justement le contraire de l'homme sain. Celui-ci se repose lorsqu'il est fatigué, tandis qu'il faut que le phtisique se repose, bien qu'il ne le soit pas ».

Le repos intellectuel et moral est tout aussi recommandé que le repos physique. Mais repos intellectuel ne veut pas dire ennui, bien que certains aient prétendu que l'ennui fasse partie de la cure.

On vient au sanatorium non pour s'amuser, mais pour se guérir ; mais on ne s'y ennuie pas.

Les médecins font, en effet, tous leurs efforts pour faire supporter

---

(1) A Falkenstein, les malades prennent leur température dans la bouche quatre fois par jour, au lever, à midi, à 5 heures et au coucher, de façon à surprendre le moindre symptôme fébrile. Dès que le thermomètre dépasse 37°5, ils se mettent au lit et préviennent le médecin.

l'exil à leurs malades en leur accordant les distractions compatibles avec le traitement.

A cette trilogie, base du traitement hygiénique, s'ajoutent quelques pratiques toujours de même nature et toujours dirigées vers le même but : *relever un organisme affaibli et lui éviter des fatigues inutiles.*

La peau, chez le phtisique, fonctionne très-mal. Le phtisique est un malade qui est en sueur au moindre effort, par cela même, exposé a tous les dangers du refroidissement ; et, comme suivant le mot de Peter, c'est par sa peau qu'on s'enrhume et non par son poumon, il faut arriver chez le phtisique à déshabituer la peau de suer. (Dettweiler).

On atteint ce but d'abord par la cure d'air de jour et de nuit, puis par la méthode hydrothérapique suivante.

A son arrivée, le malade est frictionné chaque matin dans son lit au moyen d'un drap sec à gros grains. La friction est faite sur les jambes et la poitrine.

Au bout de 15 jours, les frictions sont faites avec un gant de crin imbibé d'alcool, puis d'alcool coupé d'eau, puis d'eau. Après six semaines ou deux mois, on fait l'enveloppement avec le drap mouillé et, plus tard, on donne la douche froide de 4 à 5 secondes.

Telle est la pratique de Falkenstein.

Mais beaucoup de médecins ne donnent la douche qu'aux malades guéris ou au premier degré de la tuberculose.

Les bains, également employés, ne sont qu'une mesure d'hygiène générale. Ils sont courts (dix minutes), pas trop chauds et suivis, soit d'affusions froides, soit de frictions sèches.

Il est entendu que les fébricitants et les malades trop affaiblis ne participent pas à cette cure d'endurcissement ; on se contente de les protéger contre le froid.

Autre point. On apprend au phtisique à respirer, car il ne sait pas.

Il doit s'habituer à respirer par le nez.

En passant par le nez, l'air s'échauffe et se débarrasse de ses micro-organismes (Hildebrand) au contact du mucus nasal qui est bactéricide à l'état normal (Würtz et Lermoyez). D'où la nécessité de maintenir l'intégrité des voies respiratoires supérieures chez le phtisique.

Comme exercices respiratoires, Dettweiler recommande pendant les promenades de s'arrêter tous les 100 ou 150 pas, pour faire par le nez 5 à 6 inspirations profondes ; et sur la chaise longue, d'en faire 10 ou 12 toutes les 5 ou 10 minutes.

On apprend aussi aux malades à se débarrasser de leur toux sèche et à ne pas obéir de suite au moindre picotement ressenti dans la gorge.

« Il ne faut pas plus tousser, dit Dettweiler, qu'on ne se gratte en société à la moindre démangeaison. »

Les phtisiques arrivent à tousser sans effort, sans quinte : il leur suffit d'une simple secousse expiratoire pour avoir leurs crachats. Ils ne toussent que pour cracher et jamais hors de propos : aussi entend-on très-peu tousser dans les sanatoriums.

Quant aux médicaments, les médecins des sanatoriums ne s'en servent que pour combattre les complications intercurrentes. *Ils savent trop bien que le médicament spécifique de la tuberculose est toujours à découvrir.*

Tel est rapidement esquissé le traitement hygiénique de la tuberculose dans les sanatoriums

Très-facile en théorie, il est très-difficile en pratique, car c'est un traitement de tous les instants, qui exige du phtisique une soumission complète et du médecin beaucoup de tact, de patience et d'énergie.

Je ne puis exposer ici en détails le rôle moral du médecin de sanatorium.

Je le résumerai ainsi : Se faire estimer tout en se faisant obéir, instruire ses malades, les guider et les entretenir dans l'espoir d'une guérison prochaine, tout en leur fournissant les moyens de l'obtenir.

Permettez-moi de vous donner, à titre de renseignement, l'emploi de la journée dans le sanatorium populaire de Wald :

Lever : été, 6 heures et demie ; hiver, 7 heures.

Premier déjeûner : été, 7 heures ; hiver, 7 heures et demie.

Après, promenade (suivant l'ordonnance du médecin).

Cure de repos à la galerie, à partir de 9 heures et demie au plus tard.

Deuxième déjeuner à 10 heures et demie.

Promenade de 11 heures à midi (comme plus haut).

Cure de repos de midi à 1 heure.

Dîner à une heure.

Cure de repos de 2 heures à 4 heures.

Goûter à 4 heures.

Promenade (comme plus haut).

Cure de repos à partir de six heures au plus tard.

Souper à 7 heures.

Cure de repos de 8 heures à 9 heures ou 9 heures et demie.

Lait à 9 heures.

Coucher à 10 heures.

En tout, six repas, trois promenades et six heures de chaise longue. (Staub).

Le traitement hygiénique de la tuberculose dans les sanatoriums est le seul, retenez bien ceci, qui donne des résultats certains et durables ; le seul, qui, tout en permettant au phtisique de s'améliorer ou de se guérir, assure son isolement et préserve de la contagion.

Notez aussi que les sanatoriums sont de véritables écoles d'hygiène, où le phtisique prend des habitudes de propreté qui le rendent par la suite inoffensif pour les autres.

Et cependant que d'objections n'a-t-on pas faites contre les sanatoriums ?

Je n'en relèverai que deux.

Les uns accusent les sanatoriums d'être un foyer de contagion pour le personnel et les habitants du voisinage.

Or, dans les sanatoriums, les précautions les plus minutieuses sont prises contre une infection tuberculeuse possible.

Les crachats sont soigneusement recueillis dans des crachoirs spéciaux répandus à profusion dans les chambres à coucher, les salles à manger, les galeries de cure, les allées du parc, etc.

Chaque malade est en outre muni d'un crachoir de poche, et renvoyé si, refusant de s'en servir, il s'obstine à cracher par terre.

Matin et soir, crachoirs et crachats passent à l'autoclave.

Les chambres ne sont pas *balayées, mais lavées*, pour éviter les poussières. Elles sont désinfectées de temps à autre ; en tout cas, toujours après le départ des malades. (1)

La literie et le linge sont soumis à l'étuve à vapeur avant d'être portés au blanchissage.

Les eaux d'égout et les résidus des fosses d'aisance sont épurés avant d'être déversés au dehors.

Aussi n'a-t-on jamais observé un seul cas de contagion dans les sanatoriums ou autour des sanatoriums. (Knopf)

Bien mieux, les recherches de Nahm, assistant de Dettweiler, ont établi que dans le village de Falkenstein, situé à proximité du sanatorium, la mortalité tuberculeuse a diminué depuis l'ouverture de l'établissement. Cela prouve simplement que les habitants de Falkenstein ont appris à se préserver de la contagion.

Brehmer et Römpler ont fait la même constatation relativement aux habitants de Gœrbersdorf.

Par contre, en France, les villes de notre littoral méditerranéen sont infestées et leur mortalité tuberculeuse a augmenté depuis que les phtisiques ont pris l'habitude d'y passer l'hiver (Knopf).

Les autres (deuxième objection) soutiennent que le traitement hygiénique peut être aussi facilement suivi chez soi qu'au sanatorium.

J'admets volontiers qu'un phtisique riche, ou même aisé, puisse faire chez lui de la suralimentation Et après ? Même avec son argent,

---

(1) Cornet, Kirchner, Lalesque et Rivière n'ont pas trouvé de bacilles tuberculeux dans la poussière des chambres habitées par des phtisiques disciplinés.

aura-t-il l'installation hygiénique du sanatorium, hôpital spécial en tous points, bâti et aménagé pour traiter une maladie spéciale ?

Comment fera-t-il sa cure d'air ? Sa cure de repos ? Son hydrothérapie ? Comment seront prises les mesures contre la *contagion* ?

Ce phtisique, resté chez lui, consentira-t-il pour se soigner, à renoncer à ses affaires, à ses relations, à ses habitudes ?

Et, s'il y consent, aura-t-il sous la main, de jour et de nuit, comme au sanatorium, un médecin pour le conseiller, lui dicter à chaque instant la marche à suivre, le faire obéir ?

Non, il n'aura pas tout cela.

Mais il aura contre lui un ennemi de plus : *la famille*, qui ne lui laissera commettre que des imprudences.

Oh ! la famille, le mal qu'elle fait aux poitrinaires ! A commencer par les drogues qu'elle leur fait absorber, ignorant sans doute, que, si la maladie est au poumon, le danger est à l'estomac, et, que, pour un phtisique qui n'arrive plus à manger, la partie est perdue.

Oh ! la famille ! D'habitude, je ne rencontre pas de résistance de la part de mes malades quand je leur conseille d'aller au sanatorium. Mais parfois j'éprouve un refus de la famille.

« Vous n'y pensez pas, docteur, vous me dites que ma fille est poitrinaire et que je dois l envoyer dans un sanatorium. Mais si je lui en parle, la pauvre enfant en mourra de frayeur. Et puis, que dira-t-on ? »

La mère ne dit rien à sa fille afin de lui éviter une mort subite par émotion.

Et dix-huit mois après, la fille meurt lentement, chez elle, de sa tuberculose.

Une mère qui raisonne ainsi, Messieurs, est une mère coupable. Par excès d'amour, je le veux bien, mais surtout par ignorance et par peur du qu'en dira-t-on.

Comme si la tuberculose, quand elle a choisi sa victime, lui apportait le déshonneur en même temps que la mort !

Ah ! certes, du temps où la phtisie était considérée comme fatalement héréditaire et fatalement mortelle, un médecin n'avait pas le droit de dire à son malade qu'il était phtisique.

Mais aujourd'hui qu'il est scientifiquement établi que la phtisie n'est pas héréditaire et qu'elle est curable, c'est le *devoir absolu* du médecin de déclarer immédiatement à son malade le nom de sa maladie, afin qu'il puisse se soigner sans retard.

Je n'entends parler, dans ce que je viens de dire, que d'un phtisique au début de sa tuberculose. Il est clair que si le phtisique est à une période trop avancée, c'est-à-dire incurable, le médecin fera comme autrefois. Il se taira et cachera à son malade la triste vérité.

Mais revenons aux sanatoriums.

VI

LES SANATORIUMS POPULAIRES EN ALLEMAGNE.
EN SUISSE ET EN FRANCE (1)

Malgré les attaques dont ils ont été l'objet, les sanatoriums pour phtisiques ont parcouru un magnifique chemin depuis leur création par Brehmer en 1859. On les compte aujourd'hui par centaines, dispersés un peu partout dans toutes les parties du monde. Ils sont bien plus nombreux en Allemagne, cela va de soi, l'Allemagne ayant été le berceau du traitement hygiénique de la tuberculose.

Les sanatoriums se divisent en sanatoriums payants et en sanatoriums populaires.

Je ne m'occuperai ici que de ces derniers.

Prêtez-moi bien toute votre attention, Messieurs.

Le premier sanatorium populaire allemand a été ouvert à Ruppertshain en Octobre 1895, sous l'inspiration de Dettweiler, par la Société des Etablissements de Convalescence de Francfort-sur-le Mein. Il contenait 75 lits, ce qui permettait, avec la cure de trois mois par malade, de soigner 300 phtisiques par an.

Actuellement l'Allemagne possède *64 sanatoriums populaires avec 5.771 lits ;* ce qui permet de soigner plus de 23.000 phtisiques chaque année.

Pourquoi l'Allemagne s'est-elle jetée avec tant d'ardeur dans cette voie des sanatoriums ?

Par humanité ? Oui sans doute, mais surtout pour augmenter sa population et son capital social.

Leyden, chargé par le gouvernement impérial de faire une enquête sur la tuberculose, avait évalué le chiffre des phtisiques de l'empire d'Allemagne à 1.300.000 sur lesquels 170.000 succombaient chaque année.

(1) BEAULAVON (P). Les sanatoria pour phtisiques indigents à l'étranger. (*Revue de la Tuberculose.* N⁰ˢ 4 (1896) et 1 (1897).

BERNISCHE HEILSTÆTTE für Tuberkulose in Heiligenschwendi. (Jahresberichte. 1894. 1895, 1896, 1897-98)

DUMAREST (F). L'hospitalisation des tuberculeux à l'étranger. Lyon. 1897.

PANNWITZ (G). Denkschrift für den Deutschen Kongress zur Bekæmpfung der Tuberkulose als Volkskrankheit. Berlin. 24 bis 27 mai 1899.

SERSIRON (G). Les phtisiques adultes et pauvres en France, en Suisse et en Allemagne. Thèse de Paris. 1898.

SONDEREGGER. Tuberkulose und Heilstætten für Brustkranke in der Schweiz. St-Gall. 1894.

STAUB. Première statistique du sanatorium de Wald (Zürcher Jahrbuch für Gemeinnützigkeit. Zurich. 1899.).

TURBAN (K). Instructions concernant la création en Suisse de stations curatives pour malades atteints de phtisie.

En présence d'un tel fléau, l'Allemagne qui avait été à même d'apprécier les résultats du traitement hygiénique, n'a vu que ce moyen de défense à lui opposer.

Et de fait, le traitement hygiénique est devenu en Allemagne, le traitement national de la tuberculose, si je puis m'exprimer ainsi.

Ecoutez, d'autre part, le calcul de Penzold (1), de l'Office sanitaire impérial :

« En admettant que sur les 90.000 malades, qui de 15 à 60 ans, meurent en Allemagne de tuberculose pulmonaire, 12.000 soient désignés pour suivre le traitement du sanatorium, et que, sur ceux-ci, 9.000 puissent, par suite de ce traitement, reprendre encore pendant 3 ans le travail interrompu, il s'ensuit qu'en portant à 625 francs en moyenne le chiffre du salaire annuel, le bénéfice social sera de $3 \times 625 \times 9.000 =$ 16.875.000 francs.

Si de ce chiffre, on déduit les frais de traitement et les intérêts des capitaux engagés, le bénéfice sera encore de 9.375.000 francs ».

Vous comprendrez maintenant pourquoi il existe à Berlin un comité central des sanatoriums fonctionnant sous la présidence du chancelier impérial.

Le but de ce comité est de favoriser par des allocations financières la création de nouveaux sanatoriums populaires et de venir en aide aux autres.

En même temps que le gouvernement impérial, un grand nombre de sociétés ont pris part à ce mouvement en faveur des sanatoriums populaires.

Entre autres, les Compagnies d'assurances. En voici les raisons.

Il existe en Allemagne une loi obligeant l'ouvrier à contracter une assurance contre la maladie.

En cas de maladie, l'assuré touche pendant treize semaines un secours équivalent à la moitié du salaire : de plus, il reçoit les soins du médecin et les médicaments soit chez lui, soit dans un hôpital (2). En cas de décès, la famille a droit à une indemnité dont le chiffre est basé sur le salaire.

Or, tel est le raisonnement tenu en 1895, au Congrès de Stuttgard par Gebhard (3), médecin en chef de la Compagnie hanséatique :

« Voilà un tuberculeux à qui nous allons payer pendant les deux ou trois ans qu'il va mettre à mourir, de 470 à 700 francs. Après quoi, il mourra : perte sèche. Voici ce que je vous propose. Dès qu'un ouvrier assuré tombera malade (de tuberculose) mettons-le dans un sanatorium.

---

(1) Penzold, cité par Sersiron. (Les phtisiques adultes et pauvres, p. 82).

(2) Gebhard, cité par H. de Varigny (Journal *Le Temps*, 28 Mai 1901).

(3) Dans ce dernier cas, le secours est diminué de moitié.

Il nous coûtera deux francs cinquante par jour, c'est vrai, mais au bout de trois mois, il sera en état de reprendre son travail. Faites le calcul pour mille ouvriers. Avec mon système de trois mois de sanatorium, ils coûtent 225.000 francs ; avec l'autre méthode 475.000 francs ». D'où bénéfice net 250.000 francs.

Dans cette lutte contre la tuberculose, où, somme toute, les phtisiques nécessiteux ne trouvent que profits, la Suisse est arrivée un peu avant l'Allemagne.

Le premier sanatorium populaire suisse a été ouvert à Heiligen-Schwendi par la ville et le canton de Berne, le 15 Août 1895, trois mois avant le premier sanatorium populaire allemand.

Le docteur Schwab en a été le promoteur et l'un des principaux bienfaiteurs.

Le mobile qui a guidé la Suisse est tout différent du mobile de l'Allemagne : c'est la charité, et, en Suisse, la charité n'a qu'à élever la voix pour être entendue.

Un exemple ?

Le canton de Glarus (ville comprise) compte à peine 35.000 habitants. Il a construit pour ses phtisiques, à Braunwald, un sanatorium qui a coûté près de 200.000 francs. Cette somme a été recueillie dans la ville et le canton uniquement par souscriptions privées.

La Suisse compte cinq sanatoriums populaires, avec 366 lits (Châlets de Leysin compris).

Six autres sont en construction ou en projet : d'ici peu, chaque canton aura son sanatorium.

C'est à M. Le Pasteur Bion, de Zurich, bien connu par ses œuvres de bienfaisance, qu'est dû ce généreux élan de la Suisse en faveur des phtisiques nécessiteux.

Et en France ?

En France, nous possédons 450.000 phtisiques.

Et combien avons-nous de sanatoriums populaires pour les phtisiques adultes et nécessiteux ?

Nous en avons deux.

1° Hauteville, dans le département de l'Ain, crée par la charité privée pour les phtisiques de Lyon et du Rhône, à l'instigation de M. le docteur Dumarest, que je tiens à saluer ici comme le promoteur des sanatoriums populaires dans notre pays.

Hauteville compte 115 lits et a été ouvert le 23 août 1900.

2° Angicourt, dans le département de l'Oise, créé par l'Assistance publique de Paris pour les phtisiques de Paris et du département de la Seine.

Angicourt compte 160 lits et a été ouvert à la fin d'octobre 1900.

Total : 275 lits pour 450.000 poitrinaires.

J'en arrive à l'exposé de mon projet.

Je suis allé trois fois en Suisse et en Allemagne étudier le traitement hygiénique de la tuberculose. A mon retour, j'ai appliqué ce traitement aux malades de ma clientèle : ils s'en sont bien trouvés.

Alors m'est venu l'idée d'en faire profiter les poitrinaires nécessiteux de mon département d'adoption.

Je suis revenu en Suisse étudier spécialement la construction, l'installation et le mode de fonctionnement des sanatoriums populaires dont je connaissais déjà les statistiques médicales.

Parmi ces sanatoriums populaires, celui de Wald pour les poitrinaires nécessiteux du canton de Zurich, m'a paru réunir les meilleures conditions au point de vue de l'économie et de l'hygiène.

J'ai pu en obtenir les plans et les prix de revient et je les ai communiqués à mon ami, M. Joseph Chérier, qui a mis à ma disposition son intelligence et son dévouement.

Permettez-moi de lui exprimer ici tous mes remerciements.

A force de travail, M. Chérier, je ne crains pas de le dire, est arrivé à créer un vrai modèle de *sanatorium populaire* dont pourront heureusement s'inspirer les autres départements et les grandes administrations.

Quant à mon projet, le voici :

PROJET DE SANATORIUM

POUR LES POITRINAIRES NÉCESSITEUX DU DÉPARTEMENT

DE L'AISNE

Je désire créer pour les poitrinaires nécessiteux du département de l'Aisne, et dans leur département même, un sanatorium à prix modérés sur le modèle de ceux de Suisse et d'Allemagne, afin de leur permettre de bénéficier du *traitement hygiénique de la tuberculose, le seul qui donne des résultats durables et qui préserve en même temps de la contagion.*

Créé avec les ressources de la charité privée, le Sanatorium appartiendra aux souscripteurs réunis en Société et sera administré par un Conseil nommé par l'Assemblée générale.

Il sollicitera les subventions de l'Etat, du département, des communes et des établissements hospitaliers.

L'établissement coûtera 500.000 francs (construction et installation comprises). Il comprendra 100 lits, dont 40 pour les phtisiques indigents. S'il est nécessaire, ce nombre de 40 lits pourra être porté à 60, sans augmentation notable de dépenses, en raison du cube d'air considérable des chambres où ces malades seront hospitalisés

Le Sanatorium ne recevra que des poitrinaires susceptibles de guérison ou tout au moins d'amélioration dans un délai de trois mois. 400 à 480 malades pourront ainsi y être soignés chaque année.

Les poitrinaires non justiciables du traitement hygiénique ne seront pas admis.

Chaque malade s'engagera, en entrant au Sanatorium, à y séjourner au moins trois mois. Si, ce temps écoulé, il veut continuer sa cure, il en aura le droit, mais en payant toujours le même prix de pension.

Dans chaque chef-lieu d'arrondissement fonctionnera une commission médicale de trois membres nommée par la Société de médecine de l'arrondissement. Cette commission examinera avec le plus grand soin les candidats au Sanatorium et proposera leur admission.

Les malades, à leur sortie du Sanatorium, seront soumis à un nouvel examen de cette commission qui continuera à les suivre après leur rentrée dans leurs familles.

A la tête du Sanatorium sera placé un médecin-directeur qui, au point de vue des admissions et du service médical, sera le maître absolu. Il résidera dans l'établissement et y consacrera tout son temps à ses malades, à l'exclusion de toute autre clientèle.

Il ne sera nommé qu'après avoir fait un stage d'au moins six mois dans un sanatorium et après avoir acquis les connaissances bactériologiques nécessaires.

Comme les poitrinaires curables ou améliorables seront seuls reçus au Sanatorium, on pourra leur demander quelques petits travaux peu fatigants.

Par suite, le personnel pourra ainsi être réduit au strict nécessaire.

Il comprendra :

A. Un médecin-directeur ;

B. Un médecin assistant ;

C. Un employé d'économat ;

D. Une sœur supérieure ;

E. Une sœur cuisinière ;

F. Deux sœurs de pavillon ;

G. Trois infirmiers ;

H. Trois infirmières ;

I. Deux aides de cuisine ;

J. Deux lessiveuses ;

K. Une repasseuse ;

L. Un chauffeur ;

M. Un jardinier ;

N. Un cocher aide-jardinier.

En tout 21 personnes.

Les malades seront logés dans deux pavillons séparés, les hommes d'un côté, les femmes de l'autre.

Ils seront cinquante par pavillon, ainsi répartis :

Au rez-de-chaussée : dix malades de première classe, avec chambre particulière ;

Au premier étage : vingt malades de deuxième classe, dans des chambres à deux lits ;

Au deuxième étage : vingt malades de troisième classe, dans des chambres à quatre lits.

La nourriture et les soins médicaux seront les mêmes pour tous ; le logement seul justifiera les différences dans les prix de pension.

Tant que les ressources du Sanatorium ne permettront pas un traitement gratuit, les prix de pension seront strictement basés sur le prix de revient de la journée.

En effet chaque malade coûtera à l'établissement un minimum de 3 fr. 50 par jour, ce qui fera une dépense de 126.000 fr. pour 360 jours.

Cette dépense sera couverte par le système de pension suivant :

Les malades de première classe paieront 6 francs par jour, soit 540 francs pour un traitement de trois mois :

Les malades de deuxième classe paieront 4 fr. 50 par jour, soit 405 francs pour trois mois ;

Les malades de troisième classe paieront (ou plutôt on paiera pour eux) 3 francs par jour, soit 270 francs pour trois mois.

En admettant que les cent lits du Sanatorium soient constamment occupés et que les pensions soient régulièrement payées, il y aura, à la fin de l'année, un excédent de recettes de 25.200 francs.

Sur ces 25.200 francs, 7.200 seront prélevés pour l'entretien des bâtiments, du mobilier et pour les dépenses imprévues.

Les 18.000 francs restant seront versés annuellement dans une *caisse de secours* créée par le Sanatorium en vue de venir en aide aux familles indigentes des malades de troisième classe.

L'existence de cette *caisse de secours* permettra à ces malades de venir se faire soigner au Sanatorium *en temps utile*, en leur enlevant tout souci relativement à l'entretien de leurs familles pendant la durée de leur hospitalisation.

Telles sont, Messieurs, les grandes lignes de mon projet.

Si mon projet vous plaît, adoptez-le, et, pour le faire aboutir, apportez-nous à mes confrères et à moi, votre concours moral et financier.

Avec votre aide, nous engagerons la lutte contre la tuberculose. Soyez sans crainte : la victoire ne saurait être douteuse.

Songez aux immenses services que le sanatorium est appelé à rendre aux poitrinaires de condition modeste (petits cultivateurs, petits commerçants, employés du commerce et de l'industrie, employés des Compagnies de chemins de fer et des Administrations de l'Etat), tous ou presque tous nécessiteux, et dont les ressources (je m'en aperçois tous les jours) ne sont pas suffisantes pour permettre un *séjour prolongé* dans un sanatorium *à l'étranger*.

Songez aussi et surtout à vos ouvriers et à vos indigents frappés par la tuberculose.

Ils sont forcés de travailler quand même pour subvenir aux besoins de leurs familles. Ils n'ont le droit ni de se reposer ni de se soigner.

Si, terrassés par le terrible mal, il se présentent à la porte de l'hôpital, souvent on les refuse, parce que la tuberculose est une maladie longue et coûteuse.

Parviennent-ils à y entrer ?

Placés dans la salle commune, où ils sont un danger permanent pour les autres, ils n'y trouvent pas le repos complet, si nécessaire à leur organisme fatigué. Ils n'y trouvent pas davantage l'air pur et constamment renouvelé, si utile à leur poumons ; ni enfin, l'alimentation variée et abondante, si indispensable au retour de leur appétit et au rétablissement de leurs forces.

A l'hôpital, les phtisiques reçoivent des soins dévoués, je le veux bien, mais comme le dit mon maître Grancher, ils y meurent tous.

Et puis, souvenez-vous !

Souvenez-vous de ceux que vous avez perdus, emportés par le terrible fléau. Tous, vous avez été frappés dans vos plus chéres affections, car il n'est pas de famille qui n'ait eu son poitrinaire.

Et la pensée de contribuer à sauver quelques existences ne sera-t-elle pas un adoucissement à votre douleur ?

Messieurs,

En venant à vous ce soir, j'ai conscience d'avoir rempli envers la Société mon devoir d'homme et de médecin.

Je vous ai montré les dangers de la contagion pour vous et pour vos familles. Je vous ai prouvé qu'il est possible d'améliorer les poitrinaires et même de les guérir, et que, tout en leur étant utiles, il est possible, en les isolant, d'échapper à ces dangers de la contagion.

J'estime, je le répète, avoir fait complètement mon devoir : à vous de faire le vôtre.

A vous de vous unir dans un double sentiment de charité et de défense sociale ;

A vous d'imiter l'Allemagne, cette grande et forte nation, qui poursuit la lutte contre la tuberculose avec tant de ténacité et tant de succès ;

A vous d'imiter la Suisse, cette petite république si bienfaisante et d'adopter sa devise :

« *Un pour tous, tous pour un* » ;

C'est la devise même de la solidarité.

III

RÉPONSE

à M. le Docteur LANCRY, de Vailly-sur-Aisne

ÉTUDE

sur les Sanatoriums populaires

Confrère,

Vous m'avez fait l'honneur de publier une brochure contre mon projet de sanatorium pour les poitrinaires nécessiteux du département de l'Aisne : je vous en remercie.

Oh ! vos critiques ne sont pas bien méchantes. Mais, comme elles ont fait quelque bruit dans le Soissonnais, je crois devoir y répondre.

I

Première critique

« Mais le texte même de ce projet est inexact, trompeur. Ce n'est pas du tout un sanatorium pour les poitrinaires nécessiteux du département de l'Aisne que le docteur Artaud veut fonder, mais bien une sorte de sanatorium *mixte,* où vivront côte à côte, et les tuberculeux vraiment nécessiteux, ceux dont « on paiera » le séjour, et d'autres tuberculeux appartenant à la classe moyenne de la société, petits cultivateurs, petits commerçants, et même petits rentiers qui peuvent, eux, payer leur séjour à des conditions relativement modérées.

« Chose étrange ! il semble même que l'auteur du projet se préoccupe plus de cette seconde catégorie que de la première, puisque, d'emblée, il leur réserve 60 lits sur 100. »

Puis, vous paraissez craindre que ces malades de la classe moyenne de la société, *ces petites bourses,* comme vous les appelez si justement, ne consentent pas à venir au sanatorium parce qu'ils se trouveront en contact avec des indigents et auront la même nourriture qu'eux.

Et considérant, en somme, *ces petites bourses* comme peu dignes d'intérêt, vous vous étonnez que je fasse en leur faveur un appel de charité aux particuliers, aux communes, au département et à l'Etat.

Non, confrère, le titre de mon projet n'est ni inexact, ni trompeur : il l'est même si peu que, vous-même, ne vous y êtes pas mépris.

C'est, en effet, un sanatorium *mixte*, vraiment *populaire* que je désire créer pour être utile au plus grand nombre.

Où nous différons, c'est dans l'interprétation du mot *nécessiteux*. Vous l'interprétez dans le sens le plus étroit et moi dans le sens le plus large.

Contrairement à vous, je regarde comme des nécessiteux tous les travailleurs peu fortunés, toutes « vos petites bourses » auxquelles j'ajoute les employés du commerce et de l'industrie, des compagnies de chemins de fer et des administrations de l'Etat (instituteurs et autres). Car, tous ces employés, en devenant phtisiques, tombent dans la gêne et ne disposent pas de ressources suffisantes pour se faire soigner dans un sanatorium, au loin, pendant six mois ou un an, à raison de 12 ou 18 francs par jour, prix minima de Leysin (Suisse) et de Gorbio (Alpes-Maritimes).

Il semble que, pour vous, un sanatorium pour nécessiteux ne doive être destiné qu'aux phtisiques indigents.

C'est une erreur. En voici la preuve.

Sur 95 malades admis au sanatorium populaire de Wald (canton de Zurich), on compte :

Ouvriers sur métaux.	12
Ouvriers sur bois.	2
Ouvriers des chemins de fer	3
Ouvriers travaillant la soie.	12
Employés d'hôtel	2
Employés des postes.	2
Imprimeurs et lithographes	3
Etudiants et séminaristes	2
Commerçants	8
Manœuvres.	16
Femmes de journée	9
Garde-malades.	3
Repasseuses.	2
Instituteurs	3
Employé technique (Techniker)	1
Cultivateurs.	8
Domestiques	3
Couturières	3
Femmes sans profession.	3

Tous travailleurs, ainsi que vous le voyez, de professions diverses et n'ayant que de faibles ressources, mais non tous indigents.

Quoi que vous en pensiez, je me suis tout autant préoccupé des autres malades.

Quarante lits leur sont destinés, et s'il est nécessaire, ce nombre sera porté à 60 (la moitié des lits du sanatorium), les plans, en raison du cube d'air des chambres, autorisant cette augmentation. Avec le traitement de trois mois par malades, 240 indigents pourront ainsi être hospitalisés chaque année.

N'ai-je pas créé, en outre, pour les familles de ces indigents, une *caisse de secours* de 18.000 francs que je compte alimenter, comme je le dirai plus loin, avec les excédents de recettes du sanatorium, et si ces excédents font défaut, par un appel annuel à la bienfaisance privée.

L'existence de cette caisse permettra de donner à chaque famille, pendant les trois mois de séjour du père ou de la mère au sanatorium, un secours quotidien de 1 fr. 65 (120 familles assistées) à 1 fr. 10 (180 familles assistées). J'admets, en principe, que les indigents célibataires (1 sur 4) ne participeront pas à la répartition.

Je reconnais que c'est peu, mais comparez ces secours à ceux que peuvent distribuer les bureaux de bienfaisance.

Quant à vos craintes (que vos « petites bourses » ne viennent pas au sanatorium à cause de la présence des indigents), elles ne me paraissent pas justifiées.

En voyage, à l'hôtel, que vous occupiez une chambre à 5, 10 ou 20 fr., n'avez-vous pas la même nourriture que les autres voyageurs ?

Hors de chez vous, dans votre village, n'êtes-vous pas sans cesse en contact avec des personnes de condition inférieure à la vôtre ?

Au sanatorium, chaque classe de malades aura son étage, sa salle de bains, sa galerie de cure. Dans la salle à manger et dans les salles de réunion, il sera facile, si on le désire, d'établir des cloisons à mi-hauteur, comme dans les salles d'attente des gares.

Il ne pourra y avoir de contact, à proprement parler, que dans le parc, à la promenade. N'est-ce pas ce qui arrive tous les jours dans la vie ?

Je ne comprends donc vraiment pas pourquoi vos petites bourses ne viendraient pas au sanatorium.

Je ne comprends pas davantage votre étonnement, quand je fais un appel à la charité en leur faveur.

De fait, « vos petites bourses » sont aussi dignes d'intérêt que les indigents.

En voici les raisons :

« Vos petites bourses » ne sont pas comme les indigents, protégées par les lois d'assistance.

Elles ont quelques ressources, il est vrai, mais ces ressources, très-modestes, ne leur permettent pas, ainsi que je l'ai prouvé plus haut, l'accès dans un sanatorium pour malades riches.

A plus forte raison, même en s'unissant, sont-elles impuissantes par elles-mêmes à se lancer dans la construction d'un sanatorium qui leur serait exclusivement destiné.

Puis « vos petites bourses », au début du moins, apprécieront mieux le but du sanatorium, et y viendront plus volontiers que les indigents ; du fait même de leur condition sociale, elles sont appelées après leur sortie du sanatorium à bénéficier des résultats du traitement plus complètement que les indigents ; et, n'en doutez pas, elles nous seront aussi reconnaissantes que ces derniers du peu que nous aurons fait pour elles.

II

Deuxième critique

« Les indigents pourront-ils payer leurs frais de séjour au sanatorium, soit 3 francs pendant 3 mois ?

C'est ici qu'on peut affirmer que poser la question c'est la résoudre

On peut répondre carrément : Non.

Et alors ? — Alors, répond le docteur Artaud, on paiera pour eux ! — Quelle réponse ! — « On paiera pour eux » — Qui, on ? — Les communes ? les âmes charitables ? le Conseil général, c'est-à-dire le département ? l'Etat ? »

Et, au nom de ces diverses collectivités, que vous considérez toutes plus pauvres les unes que les autres, vous répondez dans le sens de la négative.

RÉPONSE

Pardon, confrère.

Le sanatorium pour les poitrinaires nécessiteux du département de l'Aisne, une fois fait, sera assimilé aux autres établissements hospitaliers.

Dès lors, la loi du 15 juillet 1893 sur l'assistance médicale gratuite lui sera applicable.

Or, que dit cette loi ?

« Art. 1er. — Tout Français malade, privé de ressources, reçoit gratuitement de la *commune*, du *département* ou de l'*Etat*, suivant son domicile de secours, l'assistance médicale à domicile ou, *s'il y a impossibilité de le soigner utilement à domicile, dans un établissement hospitalier.*

« Art. 27. — Les *communes*, dont les ressources spéciales de l'assistance médicale et les ressources ordinaires inscrites à leur budget seront insuffisantes pour couvrir les frais de ce service, *sont autorisées à voter des centimes additionnels aux quatre contributions directes ou des taxes d'octroi* pour se procurer le complément des ressources nécessaires ».

D'après la loi, ce sera donc aux *communes* qu'incomberont les frais d'hospitalisation des phtisiques indigents au sanatorium.

Plusieurs cas se présenteront : prenons les deux extrêmes.

S'il s'agit d'une commune importante, possédant un hôpital, comme Saint-Quentin, Laon, Soissons, etc., le malade sera, par les soins de l'hôpital, envoyé au sanatorium et l'hôpital paiera les frais de séjour. Ce dernier y trouvera encore son profit, puisque, à sa sortie du sanatorium, ce malade aura recouvré sa capacité de travail et ne sera plus une charge pour lui.

S'il s'agit d'une petite commune pauvre, à qui il serait difficile de trouver par elle-même les 300 francs (séjour, voyage, vêtements) nécessaires pour le traitement de trois mois, le *département* et *l'Etat* sont là pour lui venir en aide.

Comment ?

Admettons que dans cette petite commune pauvre le centime communal ait à peine une valeur de 20 francs (c'est le minimum) ; la commune n'aura qu'à voter trois centimes additionnels, soit 60 fr. Ceci fait, le département lui donnera 168 fr. et l'Etat 72 fr. Total : 300 fr.

Pour mieux vous rendre compte de ce petit calcul, vous n'avez qu'à consulter les tableaux A et B intercalés dans la dite loi. Ces tableaux fixent les coefficients réciproques des communes, du département et de l'Etat dans les dépenses à couvrir pour l'hospitalisation des indigents.

Ainsi donc, avec la loi du 15 juillet 1893, les *communes, même les plus pauvres,* pourront, si elles veulent bien s'imposer un léger sacrifice, envoyer au sanatorium leurs indigents, aidées qu'elles seront par ces deux autres collectivités, le *département* et *l'Etat*.

Je sais comme vous qu'il sera parfois difficile de faire comprendre à une commune qu'elle doit s'imposer ce sacrifice en faveur d'un indigent paraissant à peine malade et encore en état de travailler.

Eh bien ! ce sera notre devoir, à nous médecins, de démontrer à cette commune que ce malade, envoyé immédiatement au sanatorium, peut en revenir guéri et reprendre son travail comme avant ; tandis que, dans le cas contraire, ce sera pour lui la mort certaine et pour la commune une lourde charge pendant peut-être plusieurs années.

Nous insisterons jusqu'à ce que nous ayons obtenu gain de cause, non seulement dans l'intérêt de ce malade pour lui sauver la vie, mais encore dans l'intérêt de sa famille pour la préserver de la contagion, mais aussi dans l'intérêt de la commune pour supprimer dès son apparition ce foyer naissant de tuberculose.

Quant aux *âmes charitables,* je ne doute pas d'elles et j'en connais qui n'hésiteront pas, même au prix de quelques privations, à nous apporter leur concours en faveur des malheureux.

III

Troisième critique

« 40 lits (d'indigents) susceptibles d'être augmentés de 1/3 pour 1.500 à 2.000 poitrinaires ! »

« Et sur quelle base répartira-t-on ces 40 lits ? »

RÉPONSE

1º A qui le dites-vous, confrère ?

Si les renseignements transmis à Brouardel par le Ministère de l'intérieur sont exacts, la mortalité par tuberculose dans l'Aisne est de 38.4 pour 10.000 habitants : soit 2.073 décès annuels pour les 540.000 habitants du département.

Multipliez ce chiffre par 3 (durée minima de l'évolution de la phtisie pulmonaire) et vous obtenez un total de 6.229 tuberculeux pour les cinq arrondissements.

Sur ces 6.000 tuberculeux, 2.000 au moins (petites bourses et indigents) sont justiciables du traitement hygiénique.

Or, comme même avec le traitement de trois mois, le sanatorium ne pourra en admettre au plus que 480, il sera donc tout à fait insuffisant.

Ce n'est pas un, mais quatre sanatoriums qui seraient nécessaires !

Confrère, c'est le moment de nous mettre d'accord.

Aidez-moi à faire le premier sanatorium, je vous aiderai à faire le second : et vous verrez à votre tour que ce n'est pas chose facile.

2° C'est une question dont je ne me suis même pas préoccupé.

Si l'Etat accorde la subvention de 250.000 francs qu'il nous fait espérer, il va de soi que la répartition des lits d'indigents devra être faite par M. le Préfet. Et je ne me permettrai pas de lui donner de conseils à ce sujet.

Je ne lui demanderai qu'une chose : de réserver un certain nombre de lits à une classe intéressante de travailleurs, aux ouvriers.

Les ouvriers (de n'importe quelle industrie) ne sont pas, pour la plupart, assistés par les bureaux de bienfaisance. Ils ne peuvent pas, d'autre part, venir se faire soigner en 2ᵉ classe ; le prix de 4 fr. 50 par jour est trop élevé pour eux.

— 64 —

Alors pourquoi ne pas les recevoir en 3ᵉ classe et ne pas les faire participer, si cela est nécessaire, à la caisse de secours ?

Ils paieront, il est vrai, 3 fr. par jour comme prix de pension. Mais, le sanatorium donnant à leurs familles un secours de 1 fr. à 1 fr. 50 par jour, la pension sera, par ce fait, réduite pour eux d'un tiers ou même d'une moitié.

Et, maintenant, confrère, vos critiques réfutées, laissez-moi présenter aux membres du Comité de patronage de Soissons une très-courte étude sur les *sanatoriums populaires* :

Messieurs,

Les sanatoriums populaires sont créés un peu partout comme étant un des moyens efficaces de lutte contre la tuberculose.

Leur but est de préserver les familles de la contagion et de permettre aux phtisiques nécessiteux (travailleurs de toutes sortes et indigents) de bénéficier à des prix modérés du traitement hygiénique, le seul qui donne des résultats certains et durables dans cette terrible maladie.

Quoique nécessiteux, ces phtisiques ont droit, comme les autres malades soignés dans les hôpitaux, à un logement hygiénique et à des soins médicaux assidus.

Bien plus, comme nous n'admettons que ceux d'entr'eux susceptibles d'être guéris ou améliorés dans un délai de trois mois, nous demandons pour eux la création d'hôpitaux spécialement installés en vue de leur traitement, de sanatoriums.

Relativement à ces sanatoriums, l'accord est fait parmi ceux qui se sont occupés de la question sur les trois points suivants :

Un sanatorium populaire doit être édifié suivant toutes les règles de l'hygiène ; il doit être aseptique et, par conséquent, une construction neuve.

La discipline imposée aux malades étant un des éléments les plus importants du traitement et de la guérison, le médecin doit habiter le sanatorium.

Le sanatorium doit être un établissement fermé ; c'est dire que les malades ne peuvent en sortir sans l'autorisation du médecin et, par suite, semer la contagion autour d'eux.

A ces conditions seulement, le traitement hygiénique donne son maximum d'effet dans le minimum de temps possible.

Aussi les résultats des sanatoriums populaires sont-ils satisfaisants : 25 o/o de guérisons, 50 o/o d'améliorations avec un traitement de trois mois.

Hors de là, surtout quand il s'agit de phtisiques nécessiteux, les résultats de la cure hygiénique de la tuberculose sont nuls et l'argent est dépensé en pure perte.

Mais pourquoi, me demanderez-vous, n'admet-on pas au sanatorium tous les phtisiques, même ceux arrivés à la dernière période de leur maladie ?

Nous ne pouvons pas les admettre pour plusieurs motifs.

Un sanatorium n'est pas un asile pour phtisiques, mais, avant tout, une maison de cure.

Au sanatorium, l'état moral des malades prime tout, et un phtisique qui se laisse aller au découragement est un malade perdu. Or, qu'adviendrait-il si de fréquents décès survenaient, ce qui se produirait infailliblement avec l'admission des phtisiques incurables ?

De plus, ces phtisiques incurables, cachectiques, sont très-infectieux et, par cela même, dangereux pour les autres phtisiques, comme ceux du sanatorium, qui, n'étant qu'au début de leur tuberculose, sont toujours exposés à une nouvelle infection.

A quoi bon, enfin, tromper ces malades et leurs familles et faire supporter inutilement à celles-ci une perte pécuniaire toujours importante pour elles ?

Mais, bien que nous ne puissions recevoir ces malheureux au sanatorium, nous sommes loin de nous en désintéresser, et c'est pour ceux d'entr'eux qui sont indigents que nous demandons aux hôpitaux généraux la création de pavillons d'isolement.

Dans ces pavillons d'isolement ils recevront tous les soins que réclame leur état et ils pourront y mourir en paix, sans être un danger pour les autres malades.

C'est ce que, Messieurs, vous avez parfaitement compris et prévu dans l'organisation de votre nouvel Hôtel-Dieu.

Pourquoi, êtes-vous aussi en droit de me demander, a-t-on fixé à trois mois la durée du traitement dans les sanatoriums populaires ?

Pour deux raisons.

D'abord, parce que, de l'avis de tous, un malade atteint d'une première poussée de tuberculose peut *guérir* en trois mois si cette tuberculose est encore *fermée* (sans crachats) ou à peine *ouverte* (avec légère expectoration bacillaire).

Puis, par mesure *d'économie*, afin de ne pas faire supporter de frais trop élevés aux diverses collectivités qui participent au fonctionnement de ces établissements.

C'est en s'appuyant sur la première de ces raisons que Dettweiler a demandé au gouvernement allemand l'application de la loi de l'assurance obligatoire contre la maladie aux sanatoriums populaires : d'où, la grande expansion de ces derniers en Allemagne.

C'est en tenant compte de la seconde que les phtisiques alcooliques ne sont pas admis dans les sanatoriums populaires allemands. La tuberculose est, en effet, peu curable chez les alcooliques ; en supposant que trois mois de sanatorium apportent chez eux une certaine amélioration, cette amélioration ne sera le plus souvent que passagère, ces malades ne tardant pas à reprendre leurs anciennes habitudes après leur sortie de l'établissement (Brouardel).

Il n'est pas douteux qu'un traitement de six mois serait préférable, puisqu'il donne 50 o/o de guérisons absolues ou relatives.

Mais ce traitement de six mois, qu'il serait désirable de voir appliqué aux indigents, ne peut être guère suivi que par les malades possédant par eux-mêmes quelques ressources (malades de 1re et de 2e classe de mon projet).

Je vous disais, il y a un instant, qu'un sanatorium populaire doit être une construction neuve et aseptique. Il ne s'ensuit pas qu'il soit nécessaire pour l'édifier de dépenser des sommes exagérées (comme à Angicourt, par exemple).

Non, et pour éviter ce travers, tout en faisant mieux, il suffit d'imiter les Suisses qui, eux, construisent leurs sanatoriums populaires d'une façon parfaite au point de vue de l'hygiène et de l'économie.

C'est ainsi que Wald, le sanatorium populaire du canton de Zurich, peut, en cas de nécessité, recevoir 104 malades et a coûté 544.000 francs, soit 5.230 francs par lit (construction et installation comprises).

Or, Wald est en montagne, à 907 mètres d'altitude et à une heure de marche de la petite ville du même nom.

Les plans de Wald sont très-simples : deux pavillons de malades et un pavillon d'administration, avec tous les services en sous-sol.

Ce sont eux que nous avons adoptés, mon architecte et moi. Nous ne les avons modifiés que très-peu, de façon à obtenir une séparation plus complète des classes de malades et une meilleure orientation des chambres.

Grâce à ces modifications, nous disposerons pour les indigents de chambres très-vastes qui permettront, le cas échéant, de recevoir 60 de ces malades au lieu de 40 (chiffre prévu dans le projet). Il suffira pour cela d'une légère dépense supplémentaire d'installation.

Ces plans seront revisés avec soin et nous espérons ne pas dépasser 5.000 francs par lit (construction et installation comprises).

N'est-ce pas le prix de revient du lit d'un hôpital ordinaire ?

De même, l'organisation des sanatoriums populaires doit être des plus simples et ne comporter que le personnel strictement nécessaire.

Mais, encore, ce personnel doit-il être suffisant puisqu'il s'agit de malades à soigner et non pas seulement à surveiller.

Quand j'ai visité Wald en août 1899, le sanatorium, ouvert depuis 9 mois, contenait 74 malades ; le personnel comprenait 19 personnes.

Pour un sanatorium de 100 lits, je prévois un personnel de 21 personnes.

Est-ce exagéré ? Non, bien au contraire.

Quant au fonctionnement de ces établissements au point de vue financier, c'est une question fort délicate et qui demande à être étudiée avec beaucoup d'attention.

Deux facteurs, en effet, contribuent à élever le chiffre des dépenses : *l'alimentation,* qui est une des conditions essentielles du traitement hygiénique de la tuberculose et la *nécessité* d'assister les familles des indigents pendant le séjour de ceux-ci au sanatorium.

Aussi, le prix de revient de la journée dans les sanatoriums populaires est-il très-élevé (un tiers en plus que dans les hôpitaux). Si on ajoute à ce prix le secours journalier pour la famille, on constate que les frais de traitement d'un phtisique indigent atteignent presque le double des frais de traitement d'un autre malade.

En Allemagne, le prix moyen de la journée est de 4 fr. 40 (y compris l'amortissement qui est de 20 pour 100) ; le secours donné à la famille est de 1 fr. 55. Total : 5 fr. 95 pour chaque phtisique indigent admis au sanatorium.

Avec la loi sur l'assurance obligatoire contre la maladie, loi qui est appliquée aux sanatoriums populaires allemands, ces frais sont facilement couverts.

Les compagnies d'assurances paient au sanatorium 2 fr. 50 par jour et par malade et se chargent, en outre, du secours à la famille. La caisse du sanatorium alimentée par l'Etat, les communes et la bienfaisance privée, complète la différence.

En Suisse, le prix de revient de la journée (amortissement et secours aux familles non compris) est très-variable :

A Heiligen-Schwendi, (moyenne de 3 ans) il est de 2 Fcs. Le sanatorium contient 110 lits.

A Davos-Dorf (hôpital bâlois — 86 lits), il est de 3 Fcs 45 (moyenne de 2 ans).

A Wald (90 lits), il a été en 1899 de 3 Fcs 02.

A Braunwald (28 lits à 1180 mètres d'altitude), il a été en 1898 de 3 Fcs 81.

A Malvilliers (22 lits), il a été en 1899 de 4 Fcs 42.

Ces variations s'expliquent aisément par le plus ou moins d'importance de la population du sanatorium et par la plus ou moindre grande facilité de l'approvisionnement.

L'assurance obligatoire contre la maladie n'existant pas encore en

Suisse, (on étudie les moyens de l'appliquer) les sanatoriums populaires fonctionnent tous avec un système de pension et n'ont pas de lits gratuits.

A Wald, qui m'a servi de modèle sur presque tous les points, les prix de pension sont de 5 Fcs, 3 Fcs. 2 Fcs 50 et 2 Fcs par jour, suivant que le malade occupe une chambre à 1, 2, 3, ou 4 lits. Comme d'ailleurs les autres sanatoriums suisses, Wald ne distribue pas lui-même les secours aux familles.

Ces secours, en Suisse, sont organisés par des sociétés particulières qui font chaque année un appel de charité. Les fonds recueillis servent à assister les familles des indigents et à payer les frais de séjour de ceux-ci au sanatorium.

A Bâle, la « société de secours pour les poitrinaires » a recueilli en une année plus de 30.000 francs pour ses malades qu'elle envoie en traitement, comme on le sait, au sanatorium de Davos-Dorf, dans les Grisons.

En France, les sanatoriums populaires sont chose presque nouvelle : de là, tant de discussions.

Jusqu'ici, nous n'en avons que deux en plein fonctionnement : Angicourt et Hauteville.

Comment fonctionnent-ils au point de vue financier ?

A Angicourt, qui appartient à l'Administration de l'Assistance publique de Paris, le traitement est, en principe, gratuit et une caisse de secours sera établie en janvier 1902. Il y est aussi question de créer des lits payants à 5 francs par jour.

Hauteville appartient à une société privée. Le prix uniforme de la pension payée par les communes ou les malades eux-mêmes, est de 2 fr. 50 par jour ; la création d'une caisse de secours est prévue, mais non encore réalisée.

Hauteville, qui a été au complet presque dès son ouverture, hospitalise actuellement 115 malades : chaque malade (en raison du personnnel un peu trop nombreux et de la nourriture un peu trop recherchée) lui coûte 4 francs par jour.

D'où déficit : plus de 60.000 francs par an, qui seront demandés à la charité privée. Et il n'existe pas encore à Hauteville de caisse de secours.

Aussi, en présence de ces deux difficultés à vaincre, traitement gratuit d'une part, déficit annuel considérable d'autre part, ai-je préféré adopter, pour plus de sécurité, le système de pension des sanatoriums populaires suisses, tout en réduisant au minimum le prix pour les indigents.

J'ai seulement surélevé très-légèrement les prix de pension de Wald, de manière à alimenter par le sanatorium lui-même la caisse de secours pour les familles des indigents.

Deux mots sur mon projet.

J'ai prévu à 3 fr. 50 le prix de revient de la journée, parce que j'estime qu'on peut ne pas dépasser ce prix avec un personnel réduit et une alimentation saine et abondante, mais simple.

Ce point de départ admis, si les cent lits du sanatorium sont régulièrement occupés pendant 360 jours, les dépenses seront de 126.000 francs.

Comment couvrir ces dépenses ?

Admettons que les lits soient occupés sans interruption (ce qui représente 400 malades passant chaque année par le sanatorium) et que les pensions soient régulièrement payées.

Les 40 malades de 3ᵉ classe (indigents et ouvriers) causeront un déficit de 7.200 fr.

Les 60 malades de 1ʳᵉ et 2ᵉ classe apporteront un excédent de recettes de 32.400 fr.

Et cet excédent de recettes servira :

1° A combler le déficit des 3ᵐᵉˢ classes (7.200 fr.).

2° A alimenter pour leurs familles une caisse de secours dont j'ai déjà expliqué le mécanisme (18.000 fr.).

3° A l'entretien et à l'amélioration du sanatorium.

Admettons que le quart seulement des lits soit occupé : le sanatorium peut encore fonctionner seul, par ses propres ressources, puisque même dans ce cas, l'excédent de recettes pourra être de 6.300 francs.

Je ne présente pas ce projet comme parfait, non, mais comme susceptible de donner lieu au moins d'aléa possible.

Je n'ignore pas que les premières années d'un sanatorium populaire sont difficiles à traverser et se soldent habituellement, comme pour toute œuvre nouvelle, par un déficit plus ou moins considérable.

Mais, s'il en est ainsi pour le sanatorium, n'aurons-nous pas à notre disposition la réserve de 100.000 francs que l'Etat nous oblige à avoir en prévision de l'avenir ? Et si cette réserve n'est pas suffisante, ne pourrons-nous pas, comme à Bâle, constituer « une société de secours pour les poitrinaires » dont le but sera de venir en aide au sanatorium ?

Autre chose. Veut-on savoir ce que le sanatorium sera à même de rapporter chaque année au capital national ? Le calcul est facile à faire.

Prenons une série de 100 malades (de toutes classes).

Après trois mois de sanatorium, 75 de ces malades (3 sur 4) seront en état de fournir sans nouveau traitement, un travail effectif pendant trois ans.

Supposons qu'ils gagnent en moyenne (hommes et femmes) 3 francs par jour et qu'ils travailllent 300 jours par an.

Leur gain (en trois ans) sera de $75 \times 900 \times 3 = 202.500$ francs.

Si l'on en déduit les frais de traitement (37.800 fr.), le bénéfice social sera encore de 164.700 francs.

Et, pour les quatres séries semblables que le sanatorium pourra hospitaliser chaque année, de 658.800 francs.

Pour conclure.

Est-il possible de trouver l'argent nécessaire pour la réalisation de ce projet de sanatorium pour les poitrinaires nécessiteux du département de l'Aisne ?

Sans aucun doute, à condition, cela va de soi, que toutes les bonnes volontés nous prêtent leur concours.

Il faut une somme de 600.000 francs ; 500.000 francs pour la construction et l'installation, 100.000 francs pour le fonctionnement des premières années.

L'Etat nous promet 250.000 francs.

Est-il téméraire d'espérer que le Département et les Communes (au nombre de 841) donneront ensemble 150.000 francs ?

Nous sommes sûrs de l'appui de notre excellent Conseil général de l'Aisne qui se rappellera que l'Assemblée départementale du Nord a voté cette année même 400.000 francs pour l'établissement d'un sanatorium populaire.

Restent 200.000 francs à demander à la charité privée.

Or, sur ces 200.000 francs, 85.000 francs sont déjà recueillis à Saint-Quentin.

Vous connaissez maintenant, Messieurs, l'œuvre de bienfaisance sociale à laquelle nous vous demandons de vous associer.

C'est l'exemple de nos voisins d'Allemagne et de Suisse, c'est celui de nos compatriotes de Lyon, Lille, Nancy, etc., que nous vous proposons d'imiter.

Le département de l'Aisne a donné trop de preuves de ses lumières, de sa générosité et de son esprit d'initiative pour reculer devant la lutte qui s'impose aujourd'hui contre ce terrible fléau, la tuberculose.

Décembre 1901.

IV

Syndicat Médical de l'Arrondissement de Saint-Quentin

———

PROJET D'ÉTABLISSEMENT

dans le département de l'Aisne

d'un Sanatorium où seraient reçus les tuberculeux

à titre gratuit ou onéreux

(Vœu de M. Magniaudé)

———

RAPPORT

———

A Monsieur le Préfet du Département de l'Aisne.

Monsieur le Préfet,

Dans sa séance du 23 mars 1911, le Syndicat médical de l'Arrondissement de Saint-Quentin a examiné avec intérêt le vœu de Monsieur Magniaudé, relatif à la création d'un sanatorium où seraient reçus, à titre gratuit ou onéreux, les tuberculeux du département. Il a discuté ce vœu très-longuement, à tous les points de vue, et m'a désigné comme rapporteur.

Avant tout, qu'il me soit permis de vous faire connaître les faits suivants, puisque le Conseil Général a omis de le faire.

En 1897, 1898 et 1899, je suis allé à trois reprises en Allemagne et en Suisse étudier sur place le traitement de la tuberculose dans les sanatoriums.

En 1901, après avoir mûri deux ans mon projet et mes plans de sanatorium populaire, j'ai fait pendant trois mois, dans tout le Département, une campagne de conférences dans le but d'obtenir un *sanatorium pour les poitrinaires nécessiteux de l'Aisne*.

Cette campagne avait été faite sous les auspices de M. Waldeck-Rousseau, alors Ministre de l'Intérieur, qui, après avoir approuvé mon projet et mes plans, avait accordé à l'Œuvre une subvention de 250.000 francs, sur les fonds du Pari Mutuel.

Je n'ai pas été compris et j'ai échoué.

Aujourd'hui, après dix ans de silence, pour ne pas dire d'oubli, le Conseil Général reprend pour son propre compte l'idée du Sanatorium et demande l'avis du Corps Médical.

Soit.

Pour être utile, je veux bien à nouveau donner mon opinion (qui est aussi l'opinion unanime du Syndicat) sur cette question toujours intéressante de la tuberculose et des sanatoriums.

Mais le sujet est trop vaste et mon rapport ne sera que le résumé de mes précédentes études :

Dr Artaud. — La lutte contre la tuberculose. — Projet de sanatorium pour les poitrinaires nécessiteux du Département de l'Aisne. — Conférence de 1901.

Dr Artaud. — La lutte contre la tuberculose. — Réponse à M. le Dr Lancry, de Vailly-sur-Aisne. — Etude sur les sanatoriums populaires, 1901.

A

D'après les renseignements transmis à Brouardel par le Ministère de l'Intérieur, la mortalité par tuberculose dans l'Aisne est de 38,4 pour 10.000 habitants ; soit, par an, 2.073 décès pour les 540 000 habitants du département.

Multipliez ce chiffre par 3 (durée minima de l'évolution de la phtisie pulmonaire) et vous obtenez un total de 6.219 tuberculeux pour les 5 arrondissements.

Doublez ce chiffre, ajouterai-je de mon côté, et vous commencerez à approcher de la réalité.

Or, qu'a-t-on fait jusqu'ici pour ces 12.000 malades ? Rien.

Que peut-on faire pour eux ? Beaucoup, car la tuberculose est très-curable. C'est même une des plus curables parmi les maladies chroniques qui atteignent l'homme.

On peut en sauver le plus grand nombre, si on veut bien se décider, une fois pour toutes, à créer pour eux des sanatoriums et à leur appliquer le traitement hygiénique de la tuberculose.

Mais, qu'est-ce qu'un sanatorium ? Qu'est-ce que le traitement hygiénique de la tuberculose ?

Un sanatorium est, avant tout, une *maison de cure* pour poitrinaires. Ce n'est pas, comme certains le croient, un *asile* pour poitrinaires où l'on puisse recevoir indistinctement tous les tuberculeux, même ceux arrivés à la dernière période de leur maladie. Non, on n'admet au sanatorium que les tuberculeux nettement curables ou améliorables ; quant aux autres, les incurables, on les dirige sur les hôpitaux généraux où, admis dans des pavillons d'isolement, ils ne sont pas un danger pour les autres malades. Ce que Soissons, entr'autres, a parfaitement compris.

Le sanatorium étant, avant tout, je le répète, une maison de cure et non un asile pour poitrinaires, doit être un établissement neuf et aseptique, construit et installé d'une façon toute spéciale : avec toutes les pièces exposées au midi, avec toutes les galeries de cure bien protégées contre le vent et le soleil, avec tous les services importants en sous-sol, avec la lumière électrique et le chauffage à la vapeur.

Autour du sanatorium est un parc de moyenne étendue avec allées horizontales ou à inclinaisons variées, avec bancs et kiosques de repos.

Dans le sanatorium même habite jour et nuit le Médecin-Directeur, véritable spécialiste pour les maladies de poitrine, qui vit complètement avec ses malades, prenant ses repas avec eux, les conseillant en tout et les faisant bénéficier de ses connaissances scientifiques et de sa grande expérience.

Plus un médecin de sanatorium est instruit et dévoué, plus les résultats du sanatorium sont satisfaisants : c'est le médecin, a-t-on dit, qui fait le sanatorium.

Dans un sanatorium bien construit, bien installé et surtout bien dirigé, avec un traitement de trois mois, on obtient 25 o/o de guérisons et 50 o/o d'améliorations ; avec un traitement de 6 mois, le chiffre des guérisons peut atteindre 50 o/o.

Il est évident que, pour obtenir ces résultats, le sanatorium ne doit accepter que des malades tout au début de leur maladie et chez lesquels la tuberculose a été *dépistée* aussi rapidement que possible.

Mais, quand il s'agit de guérir ou d'améliorer des poitrinaires, ne nous parlez pas d'une installation quelconque, d'un sanatorium de fortune, suivant l'expression bizarre du D' Brunon, de Rouen.

Avec un sanatorium de fortune, les résultats sont nuls et l'argent dépensé en pure perte.

En voulez-vous une preuve récente ?

La voici.

En 1901, la Municipalité de Saint-Quentin, avait repoussé mon projet de sanatorium, sous prétexte qu'il n'était pas gratuit.

En 1903, elle a voulu avoir son sanatorium et a fait construire un bâtiment conçu en dehors de toutes les règles admises pour la construction de ces établissements.

Ce bâtiment, ouvert seulement en août 1908 (une fois construit, on ne savait qu'en faire) a coûté jusqu'ici, terrain non compris, 105.900 francs.

Installé pour 32 malades, il n'en hospitalise que 24 qui, annuellement, coûtent 21.800 francs

Tous les malades y meurent et les autres, avec raison, ne veulent plus y aller.

C'est tout au plus un pavillon d'isolement, et encore.

Ainsi donc, si l'on veut faire œuvre utile, qu'on crée un sanatorium bien construit, bien installé et surtout bien dirigé. Sinon, qu'on ne fasse rien.

Car, c'est seulement dans un sanatorium ainsi compris que, en attendant la médication spécifique toujours à venir, peut être suivi utilement le traitement hygiénique de la tuberculose, le seul qui donne des résultats certains et durables dans cette terrible maladie.

« Les phtisio-thérapeutes modernes considèrent le phtisique comme un individu tombé en état de déchéance organique et qui n'est devenu la proie de la tuberculose que grâce à cette déchéance. Ils estiment que l'homme, avec ses propres forces, peut résister à la tuberculose et sortir victorieux de la lutte, en suivant un traitement qui, d'une part, augmentera les apports et, d'autre part, diminuera les pertes. »

Pour arriver au succès, comme le dit Sabourin, le budget organique du tuberculeux doit toujours être en excédent de recettes.

Aussi, la base trilogique du traitement hygiénique, c'est-à-dire la cure d'alimentation, la cure d'air et la cure de repos, a-t-elle uniquement pour but de refaire un organisme affaibli et d'accroître chaque jour sa force de résistance.

Très-simple en apparence, le traitement hygiénique est très-difficile à mettre en pratique, quand il s'agit de nécessiteux et surtout d'indigents.

Les familles ne comprennent ni la cure d'air ni la cure de repos et, à ce sujet, ne font que multiplier les imprudences. Elles ne comprennent pas mieux la cure d'alimentation. Elles ne connaissent que les médicaments, et elles en font tant absorber à leurs malades que bientôt l'appétit a complètement disparu. Or, un tuberculeux qui ne parvient plus à s'alimenter, est un malade perdu.

De l'avis de tous les médecins instruits et expérimentés, surtout de ceux qui sont passés au sanatorium pour leur compte personnel, c'est au sanatorium seulement que peut être suivi le traitement hygiénique ; sous l'œil vigilant d'un directeur qui variera ses conseils d'après l'âge ou le caractère, le tempérament ou les habitudes, la forme ou l'allure de la maladie, l'état moral ou l'état physique, l'état de fatigue ou l'état de résistance, la présence ou l'absence de fièvre, le bon ou le mauvais état de l'estomac, le beau ou le mauvais temps etc...

C'est au sanatorium seulement qu'un tuberculeux apprend à se connaître et à se soigner : ce qui lui permettra de continuer efficacement sa cure après sa sortie de l'établissement.

C'est au sanatorium seulement que, du fait de l'isolement, un tuberculeux cesse d'être un foyer de contagion pour les siens.

Car il est triste de le constater encore aujourd'hui : si les familles ne savent pas soigner leurs malades, elles savent encore moins se préserver de la contagion.

B

Si le Conseil général se décide à créer un sanatorium populaire pour les tuberculeux de l'Aisne, qu'il place l'établissement au centre du département ; sur un point d'accès facile, aussi élevé que possible, très-sec, orienté en plein midi, bien protégé des vents du nord et de l'est soit par une colline, soit encore mieux par une forêt dont une infime partie (un ou deux hectares au plus) servira de parc au sanatorium.

Quel sera le prix de ce sanatorium, comme construction et comme installation ?

En procédant avec la plus stricte économie, le prix sera : pour un sanatorium de 50 lits, 300.000 francs, soit 6.000 francs par lit ; pour un sanatorium de 100 lits, 500.000 francs, soit 5.000 francs par lit.

Avec les plans que j'ai fait connaître en 1901, le sanatorium aurait pu contenir 120 lits au lieu de 100. En raison, en effet du cube d'air donné aux chambres des indigents, il eût été facile, moyennant une légère dépense supplémentaire, d'installer dans ces chambres 6 lits au lieu de 4. De ce fait, le nombre des lits des indigents aurait été porté à 60 (la moitié des lits du sanatorium) et le prix de revient du lit aurait été abaissé à 4.500 francs.

Au point de vue du fonctionnement financier des sanatoriums populaires, deux facteurs importants entrent en jeu :

L'alimentation, qui est une des conditions essentielles du traitement hygiénique de la tuberculose et la *nécessité* d'assister les familles des indigents pendant le séjour de ces malades au sanatorium.

Du fait de l'alimentation, le prix de revient de la journée dans un sanatorium populaire est d'un tiers plus élevé que dans un hôpital ordinaire. Il est de 4 francs dans un sanatorium de 50 lits et de 3 francs 50 dans un sanatorium de 100 lits.

Le secours aux familles ne peut pas être inférieur à 1 fr. 50 par jour et par famille.

En additionnant ces deux facteurs, on constate que les frais de traitement d'un tuberculeux indigent atteignent presque le double des frais de traitement d'un malade d'hôpital ordinaire.

D'après ces données, le fonctionnement d'un sanatorium populaire *gratuit* de 50 lits nécessite annuellement une somme de 99.000 francs (72.000 francs de frais de traitement et 27.000 francs de secours aux familles), le fonctionnement d'un sanatorium populaire *gratuit* de 100 lits nécessite annuellement une somme de 180.000 francs (126.000 francs de frais de traitement et 54.000 francs de secours aux familles.)

Si le Conseil Général trouve cette charge trop lourde pour le département, il peut, en demandant l'assimilation du sanatorium aux hôpitaux ordinaires et en invoquant la loi d'assistance médicale gratuite du 15

Juillet 1893, faire partager cette charge aux communes et à l'Etat. (Voir articles 1 et 27 de la dite loi.)

Ou, si le Conseil Général ne veut pas entrer dans cette voie, il peut comme je l'ai fait dans mon projet de 1901, adopter le système des sanatoriums populaires suisses.

Ce faisant, le Conseil Général aura l'approbation complète du Syndicat.

Le Syndicat est, en effet, d'avis qu'un sanatorium populaire comprenant des lits payants et des lits gratuits sera plus utile qu'un sanatorium gratuit, exclusivement destiné aux indigents. Il estime avec raison que les malades payants, du fait de leur milieu social et des quelques ressources dont ils disposent, retireront, après leur sortie du sanatorium plus de bénéfice de leur cure que les malades indigents.

Avec le système des pensions, on peut choisir tel ou tel système. Ceci importe peu, pourvu que le sanatorium arrive à fonctionner sans déficit.

Dans la conception de mon projet de 1901, trois considérations m'avaient guidé :

1° Être utile aux nécessiteux et aux indigents.

2° Réduire au minimum les charges des collectivités appelées à participer au fonctionnement du sanatorium.

3" Faire en sorte que le sanatorium n'eût pas de déficit et qu'il eût, au contraire, chaque année, un léger excédent de recettes.

Mon projet se résumait ainsi :

Sanatorium populaire de 100 lits. — Prix de revient de la journée : 3 fr. 50. — Dépenses annuelles : 126.000 francs. Sur les 100 lits, 20 malades de première classe (à 6 fr. par jour) apportaient un bénéfice de 18.000 francs.

40 malades de deuxième classe (à 4 fr. 50 par jour) apportaient un bénéfice de 14.400 francs.

Par contre, 40 malades de troisième classe (indigents à 3 fr. par jour) causaient un déficit de 7.200 francs.

Les 32.400 francs de bénéfice apportés par les malades de première et deuxième classe étaient employés :

1° A combler le déficit de 7.200 francs causé par les malades indigents.

2" A constituer une caisse de secours de 18.000 francs pour les familles des malades indigents ;

3° A former pour le sanatorium un petit fonds de réserve de 7.200 francs destiné à son entretien et à son amélioration.

En admettant même que le quart des lits eût été seulement occupé, le sanatorium pouvait encore fonctionner avec ses seules ressources, l'excédent de recettes étant de 6.300 francs.

En ne demandant que 3 francs par jour pour les malades indigents, le sanatorium faisait aux communes une remise de 7.200 francs.

En alimentant lui-même la caisse de secours aux familles, le sanatorium faisait aux bureaux de bienfaisance, et, de ce fait, aux communes, une nouvelle remise de 18.000 francs.

Au total, le sanatorium faisait bénéficier les communes d'une somme de 25.200 francs, alors que les charges des communes ne s'élevaient qu'à 43.200 francs pour l'hospitalisation des 40 malades indigents.

Quant à la caisse de secours (si les célibataires, 1 sur 4, n'y avaient pas participé), elle aurait pu distribuer à chaque famille indigente un secours quotidien de 1 fr. 65.

Telle était l'économie de mon sanatorium pour les poitrinaires nécessiteux du Département de l'Aisne.

En 1901, avant d'être lancé, ce projet avait été approuvé par les membres de la Société de Médecine de l'Arrondissement de Saint-Quentin.

Dans leur dernière réunion du 23 Mars 1911, les Membres du Syndicat Médical de l'Arrondissement de Saint-Quentin ont approuvé à nouveau ce projet à l'unanimité et m'ont demandé de terminer mon rapport par les conclusions suivantes :

1° Etant donné le taux de la mortalité par tuberculose dans le Département de l'Aisne, il est urgent que le Conseil Général crée un sanatorium pour les tuberculeux nécessiteux et indigents du Département.

2° Les tuberculeux nécessiteux étant aussi dignes d'intérêt que les tuberculeux indigents et les premiers devant retirer de leur cure plus de bénéfice que les seconds, le nombre des lits payants du sanatorium ne devra pas être inférieur au nombre des lits gratuits.

3° Le sanatorium sera placé au centre du Département afin d'en faciliter l'accès aux malades des cinq arrondissements.

Veuillez agréer, Monsieur le Préfet, l'assurance de ma haute considération.

Dr ARTAUD.

Saint-Quentin, le 6 avril 1911.

[illegible]

V

NOTES

recueillies en Octobre et Novembre 1913

———

NOTES

recueillies en Octobre et Novembre 1915

Les notes qui suivent sont presque toutes dues à de bienveillants collaborateurs, et si ces études présentent quelque intérêt, c'est uniquement à ces notes qu'elles en sont redevables. Aussi, est-ce pour moi un devoir très-agréable que d'adresser mes remerciements les plus respectueux :

En Allemagne, *à M. le Secrétaire d'Etat, Docteur* DELBRÜCK, *président du Comité central allemand de la Lutte contre la Tuberculose, à Berlin.*

A M. le Professeur Docteur NIETNER, *secrétaire général du Comité central allemand de la Lutte contre la Tuberculose, à Berlin.*

En Suisse, *à M. le Docteur* H. CARRIÈRE, *directeur du service sanitaire fédéral, à Berne.*

A M. le Docteur STAUB, *médecin-directeur du sanatorium populaire de Wald, du canton de Zurich.*

A MM. les Docteurs JAQUEROD, SILLIG *et* BURNAND, *à Leysin.*

En France, *à M.* MESUREUR, *directeur général de l'assistance publique, à Paris.*

A M. LEULLIER, *préfet du département de l'Aisne.*

A M. le Docteur ROBERT, *à Saint-Quentin.*

A M. le Docteur DUMAREST, *médecin-directeur du sanatorium Félix Mangini, à Hauteville (Ain).*

A M. le Docteur KÜSS, *médecin-directeur du sanatorium Villemin, à Angicourt (Oise).*

A M. le Docteur PILATE, *d'Orléans.*

A M. le Docteur DEBIENNE, *médecin-directeur du sanatorium de Chécy (Loiret).*

A M. le docteur DURAND, *médecin-directeur du sanatorium girondin, à Pessac (Gironde).*

A M. le Docteur NILUS, *médecin-directeur du sanatorium de Lay-Saint-Christophe (Meurthe-et-Moselle).*

A M. le docteur GUINARD, *médecin-directeur des sanatoriums de Bligny (Seine-et-Oise).*

A M. le Docteur COTONI, *médecin-directeur du sanatorium de la Forêt-de-Rouvray (Seine-Inférieure).*

A M. le Docteur SMOLIZANSKI, *médecin-directeur du sanatorium de Montigny-en-Ostrevent (Nord).*

A M. le Docteur BERTHELON, *médecin-directeur du sanatorium des instituteurs, à Sainte-Feyre (Creuse).*

NOTES

Note A

WALD (Statistique générale)

Wald, le sanatorium populaire du canton de Zurich, contenait à son ouverture (7 novembre 1898) 90 lits ; aujourd'hui, il contient 140 lits.

On a construit, en outre, non loin de Wald, à *Sonnenberg*, une annexe du sanatorium. C'est un asile (*Krankenheim*) de 30 lits pour des femmes poitrinaires, gravement atteintes ; en hospitalisant ces malades, on veut, avant tout, les séparer des autres membres de la famille encore bien portants.

Depuis sa fondation, Wald est dirigé par le docteur *Staub*, qui a bien voulu me faire parvenir la statistique générale de son sanatorium, de novembre 1898 à décembre 1912, c'est-à-dire pendant une période de 14 ans.

Statistique du Docteur Staub, portant sur 3.603 tuberculeux adultes (hommes et femmes) soignés à Wald de 1898 à 1912 :

DEGRÉS DE LA MALADIE	NOMBRE DE MALADES	AMÉLIORÉS	AGGRAVÉS	MORTS
I	1.572	1.485	84	3
II	763	629	127	7
III	1.268	820	408	40
Total	3.603	2.934	619	50

Soit
{ Améliorés . . . . 81,43 °/₀
{ Aggravés . . . . 17,18 °/₀
{ Morts . . . . 1,38 °/₀

(Résultats *immédiats*, à la sortie du sanatorium).

Pendant ces quatorze années de fonctionnement, la durée moyenne du séjour des malades au sanatorium a été de 132 jours (4 mois 1/2) ; la moyenne du prix de revient de la journée a été de 3 fr. 30.

Note B

MORTALITÉ PAR TUBERCULOSE

1° — Mortalité par tuberculose en France pendant l'année 1910

En 1910, la mortalité par tuberculose a atteint 12,07 pour 100 de la mortalité générale.

« La tuberculose a occasionné en 1910 47.250 décès dans les villes de plus de 5.000 habitants ; 37.838 dans les communes de moins de 5.000 habitants ; 85.088 dans l'ensemble de la France, soit 217 pour 100.000 habitants. En 1909, elle n'a causé que 168 décès en Allemagne, 166 en Italie, 162 en Espagne, 160 dans les Pays-Bas, 150 en Angleterre et 129 en Belgique . . . .

« Sur 100.000 Français de vingt à trente-neuf ans, la mortalité générale représente environ 750 décès dont 325 dus à la tuberculose ; en d'autres termes, *sur 100 Français mourant de vingt à trente-neuf ans, plus de 42 meurent de la tuberculose* . . . .

« Si on étudie la statistique spéciale annuelle des décès par tuberculose en France, *on est frappé de la minutieuse concordance qui existe entre les départements où l'on meurt le plus de tuberculose et ceux où l'on boit le plus d'alcool.* » . . . .

(Rapport sur la dernière statistique sanitaire de la France présenté au Ministre de l'intérieur par *M. Mirman*, directeur de l'assistance et de l'hygiène publiques. Journal officiel du 20 septembre 1912, pages 8212-8215).

2°. — Mortalité par tuberculose dans le Département de l'Aisne pendant l'année 1912.

ARRONDISSEMENTS	Population	Nombre total de décès	Tuberculose des poumons	Tuberculose des méninges	Autres tuberculoses	Bronchite chronique	Total des décès par tuberculose	Proportion pour 10.000 habitants	Proportion pour 100 décès
Laon	156.948	3.003	221	28	29	40	318	20,26	10,58
Saint-Quentin .	142.805	2.455	249	16	26	55	346	24.22	14,09
Vervins . . .	100.951	1.791	136	19	8	24	187	18,52	10,44
Soissons . . .	74.149	1.545	92	2	18	25	137	18,47	8,86
Château-Thierry.	55.373	984	79	9	7	10	105	18,96	10,67
Totaux. .	530.226	**9.778**	777	74	88	154	**1093**	20,61	11,17

(Document transmis par M. le Préfet du département de l'Aisne).

3°. — Mortalité par phtisie ou autres tuberculoses

VILLE DE SAINT-QUENTIN

Période décennale : 1903-1912 [1]

ANNÉES	DÉCÈS par Phtisie	DÉCÈS par autres Tuberculoses	DÉCÈS par toutes Tuberculoses	TOTAL des décès de l'année (non compris les enfants présentés sans vie)
1903	138	18	156	1012
1904	154	30	184	1134
1905	145	17	162	1024
1906	140	35	175	1138
1907	129	29	158	1020
1908	132	30	162	1118
1909	165	50	215	1044
1910	143	30	173	1041
1911	128	29	157	1225
1912	140	28	168	1025
Total. . .	1.414	296	1.710	10.781

$$\frac{\text{Mortalité par phtisie}}{\text{Mortalité générale}} = \frac{1}{7.62} \qquad \frac{\text{Mortalité par tuberculose}}{\text{Mortalité générale}} = \frac{1}{6.30}$$

Mortalité sur 1.000 habitants :

Par phtisie 2,54 ; par autres tuberculoses 0,53 ; par toutes tuberculoses 3.07.

Population de la ville de Saint-Quentin au dernier recensement (1911) : 55.571 habitants.

Population de l'arrondissement : 142,805 habitants.

(Communiqué par le Docteur Robert, chargé de la constatation des décès).

---

(1) A comparer avec la période décennale (1889-1898) de la page 22.

Note **C**

Contagion par tuberculose.

Quelques cas de contagion inter-humaine ou familiale.

1° « Dans une étude de notaire d'une grande ville, un clerc était
atteint de tuberculose pulmonaire. Il avait deux fâcheuses habitudes.
En premier lieu, il mouillait son doigt de salive pour feuilleter les
dossiers ; en second lieu, étant arrivé à la période de la tuberculose
ouverte, il crachait dans un crachoir rempli de sable sec, qui se trouvait
fort mal placé, auprès de la bouche du calorifère. L'air chaud desséchait
rapidement les crachats, et les bacilles, mêlés à la poussière, voltigeaient
dans la pièce où de nombreux jeunes gens travaillaient en commun.

Le résultat ne se fit guère attendre : en une année, il y eut parmi les
clercs de cette étude, six cas de phtisie aigüe, terminés rapidement par
la mort. »

Brouardel (La lutte contre la tuberculose, pages 74-75. 1901).

2° J'ai été demandé dans un village des environs de Saint-Quentin,
auprès d'une jeune femme poitrinaire dont les parents, déjà âgés,
étaient tous les deux bien portants.

Mariée à un gendarme, elle avait d'abord habité Moy, en bonne
santé. Puis, le mari ayant été nommé à Saint-Quentin, le jeune ménage
s'installa à la caserne neuve de gendarmerie, dans le logement d'un
tuberculeux qu'on venait de réformer.

C'est dans ce logement, encore infecté, que ma malade avait contracté sa tuberculose.

Mais ce ne fut pas tout.

Six mois après la jeune femme, mourait aussi de tuberculose une
petite nièce de 7 à 8 ans, qu'on laissait habituellement auprès d'elle
pour la distraire, et qu'on n'avait pas consenti à éloigner, malgré mes
avertissements. (*D' Artaud*)

3° J'ai connu dans l'arrondissement de Saint-Quentin, en pleine
campagne, une famille décimée par la tuberculose.

La tuberculose avait été apportée dans cette famille par le fils,
étudiant à Paris.

Après la mort du fils, le père devint tuberculeux. Il résista très-long-
temps et finit par succomber.

Au contact du père, la fille fut, elle aussi, frappée par la tuberculose.
Elle put se guérir, se marier et avoir une fillette.

La mère, devenue veuve, vint habiter Saint-Quentin avec sa fille et
sa petite fille ; en bonne santé relative, jusqu'au moment où, pour faire
transformer sa maison qu'elle désirait vendre, elle retourna chez elle,
à la campagne.

Elle y resta pendant toute la durée des travaux, exposée aux poussières. Peu de temps après son retour, elle était tuberculeuse et, à son tour, infectait la maison de sa fille, comme autrefois le fils avait infecté la maison paternelle.

La grand'mère mourut. Après elle, la petite fille et la bonne furent successivement frappées par la tuberculose et moururent, la bonne d'abord, la fillette ensuite. (*Dr Artaud*).

Note D

De l'hérédité dans la tuberculose.
Une nouvelle preuve de la non-hérédité de la tuberculose
dans l'espèce humaine.

Tous connaissent l'œuvre de *Grancher*.

« Quand la tuberculose sévit dans un étroit logis et frappe le père ou la mère, la contagion des enfants est presque fatale, et j'ai pensé que le meilleur moyen de lutter contre la tuberculose était de lui enlever sa proie.

« Dans cette famille tuberculeuse, l'Œuvre de préservation prend les enfants encore *sains*, de 3 à 10 ans, et les place à la campagne, dans des familles de paysans également *saines*, où nos pupilles passeront toute leur vie scolaire jusqu'à treize ans ; plus même, car nous sommes certains que beaucoup resteront aux champs et feront souche de paysans ou de paysannes. » *(Grancher)*

L'Œuvre de *Grancher* a été fondée le 7 novembre 1903.

Or, en huit ans, sur 800 enfants ainsi séparés de leurs familles et élevés à la campagne, il n'y a eu que 4 cas de tuberculose : un cas de méningite tuberculeuse, un cas d'adénite cervicale, un cas de tuberculose intestinale et un cas de lupus de la main. Par conséquent, une proportion de moins de 0,5 pour 100. (*Dr Armand-Delille*, 7me congrès international de la Lutte contre la tuberculose. Rome, 1912).

Note E

Les sanatoriums populaires pour tuberculeux pulmonaires
adultes en 1913, en Allemagne, en Suisse et en France.

ALLEMAGNE

Etat des sanatoriums allemands pour les tuberculeux adultes curables, au printemps 1913. — (Übersicht über die deutschen Heilstätten

für Lungenkranke im Frühjahr 1913 — A. Heilstätten für Erwachsene
— 1. Für heilbare Kranke).

142 sanatoriums reçoivent en Allemagne les tuberculeux adultes
curables :

104 sanatoriums populaires, avec.	12.309 lits.
19 sanatoriums pour la classe moyenne, avec	1.313 lits.
17 sanatoriums pour la classe fortunée, avec	965 lits.
2 petits sanatoriums militaires de 10 lits (*Hann.-Münden*) et de 12 lits (*Detmold*), avec	22 lits.
Total =	14.609 lits.

En outre, trois sanatoriums populaires sont en construction :

Beetz-Sommerfeld, Waldhaus Charlottenburg (111 lits pour hommes
et 111 lits pour femmes), près de Berlin. Beetz devait être ouvert le
1ᵉʳ juillet 1913.

Sackenbach, près de Lohr (60 lits pour femmes), en Franconie.

Wasach, près d'Obertiefenbach (120 lits pour les 2 sexes), en Souabe.

Deux s'agrandissent :

Le sanatorium *du Palatinat*, près de Ramberg, de 140 lits ; il en
contient actuellement 61.

Le sanatorium *Sophie*, près de München (duché de Saxe-Weimar-
Eisenach), de 200 lits ; il en contient actuellement 210.

Deux sont en projet :

L'un, à *Buch*, (1) près de Berlin, contiendra 400 lits (200 pour hommes et 200 pour femmes) ;

L'autre, à *Breslau*, contiendra 155 lits pour les deux sexes.

Sur les 104 sanatoriums populaires :

40 appartiennent à des associations (associations antituberculeuses
ou sanatoriales de provinces, de cercles, de villes ; Unions patriotiques
de Dames, Croix-Rouge, Chevaliers de Saint-Jean, Diacres de West-
phalie, etc.)

31 appartiennent aux Offices d'assurances régionales.

15 appartiennent à des villes ou à des hôpitaux (Berlin, Hambourg,
Cologne, Munich, Leipzig, Nuremberg, Rathenow, München-Gladbach
(fondation Louise Gueury), Schöneberg, Fürth, etc).

9 appartiennent à des caisses de retraites ou à des caisses locales de
maladies (ouvriers des chemins de fer de Prusse et de Hesse, des chemins
de fer et des salines du grand duché de Bade, de la fabrique de soude et
d'aniline de Ludwigshafen ; mineurs du Harz, mineurs de la vallée de

---

(1) *Buch* sera plutôt un *Heimstätte*, c'est-à-dire un asile familial pour tuberculeux
avancés qu'un *Heilstätte*, c'est-à-dire un sanatorium pour tuberculeux curables.

la Ruhr ; caisses de maladies pour hommes et pour femmes de la ville de Munich, etc.)

7 appartiennent à des particuliers ou à des Sociétés particulières.

2 appartiennent aux religieuses franciscaines de Nonnenwerth.

De ces 104 sanatoriums populaires, un seul est gratuit, c'est le sanatorium de *Nordrach* dans la Forêt-Noire badoise qui contient 42 lits pour les tuberculeux des deux sexes. Il a été fondé en 1906 par la baronne Edmond de Rothschild, de Paris, et reçoit surtout des malades israélites

Tous les autres sanatoriums fonctionnent avec un système très-variable de pension.

Le prix de pension n'est pas indiqué pour 24 sanatoriums qui ne reçoivent que leurs assurés ou les membres de leur caisse.

Dans 50 sanatoriums le prix de pension est unique.

Ce prix varie de 2 marks (Sanatorium d'*Edmundsthal,* Hambourg) à 6 marks par jour (Sanatorium d'*Oderberg*, Lübeck et Sanatorium *Friedrich-Hilda*, grand duché de Bade). Les prix de pension les plus habituels sont : 2 marks 50, 3 marks 50 et 4 marks.

Dans 29 sanatoriums, les prix de pension sont multiples et un peu plus élevés que dans les précédents.

Au petit sanatorium d'*Arlen* (12-16 lits pour femmes), dans le grand duché de Bade, la pension est de 1 mark 50 à 3 marks par jour ; au sanatorium de *Rosbach*, Cologne, elle est de 4 à 7 marks par jour. Ce sont les prix extrêmes.

En moyenne, les plus bas prix sont 3 marks 50 et 4 marks : les plus hauts prix sont 4 marks 50 et 5 marks 50.

Les plus bas prix sont réservés aux membres de l'assurance ou de la caisse. Les plus hauts prix sont supportés soit par les malades qui, ne faisant pas partie de l'association du sanatorium, sont obligés d'acquitter eux-mêmes leurs pensions ; soit par les malades qui désirent avoir une chambre particulière ; soit, enfin, par les malades de la classe moyenne, que certains sanatoriums populaires acceptent volontiers pour augmenter leurs ressources.

De même inversement, et, pour une bonne moitié, les sanatoriums destinés aux tuberculeux de la classe moyenne ont des prix minimums relativement peu élevés, 3 marks 75 à 4 marks 70 par jour, qui les rendent accessibles aux malades de condition plus modeste.

Des lits gratuits existent dans 19 sanatoriums populaires.

Quant aux frais nécessités par la cure de treize semaines, faite dans les sanatoriums populaires d'après la loi allemande, les chiffres suivants en donneront un aperçu :

« Les institutions officielles d'assurance ont dépensé 154 millions de marks pour le traitement de 414.000 tuberculeux depuis 1897 jusqu'à la fin de 1912, et en 1912 plus de 17 millions de marks pour 44.061 cas. » (Lettre de M. le Professeur, docteur *Nietner*, secrétaire général du Comité central allemand de la Lutte contre la Tuberculose).

Note explicative

Les Allemands ont du sanatorium une conception toute différente de la nôtre.

Alors que nous nous servons du sanatorium surtout pour guérir ou améliorer nos tuberculeux, ils s'en servent uniquement pour rétablir et conserver la capacité de travail de ces malades durant quelques années.

En France, c'est le point de vue *thérapeutique* qui prévaut ; en Allemagne, le point de vue *économique.*

Quoi qu'il en soit de cette idée directrice, la lutte contre la tuberculose est admirablement organisée en Allemagne et les tuberculeux trouvent là-bas bien des modes d'assistance qui leur manquent chez nous.

Qu'on en juge.

Au Congrès international de la tuberculose, à Paris, en 1905, à propos de la création récente en Allemagne des *bureaux de renseignements* et *d'assistance pour tuberculeux*, M. *Ernst Pütter*, conseiller intime du gouvernement, énumérait ainsi les secours accordés à ces malades par les caisses officielles.

1° *Les institutions d'assurance contre l'invalidité et la vieillesse* garantissent aux assurés la pension de vieillesse à 70 ans ; et, si l'invalidité se produit plus tôt, la pension d'invalidité, dès la vingtième année, s'il y a lieu.

Mais, au lieu de la rente, elles ont le droit d'ordonner un séjour de 13 semaines dans un sanatorium.

Deux institutions d'invalidité possèdent, en outre, des *asiles familiaux (Heimstätten)*, destinés à recevoir des phtisiques gravement atteints. Quelques autres établissements de ce genre sont actuellement en construction.

2° *Les caisses de secours en cas de maladie* pourvoient aux frais de traitement de leurs membres dans les hôpitaux et distribuent pendant 26 semaines des secours pécuniaires aux familles.

Elles se chargent aussi des frais de séjour, dans les *asiles familiaux*, des tuberculeux plus avancés, à raison de 2 marks 10 par jour, pendant 13 semaines et plus ; ainsi que des frais de séjour dans les *stations de cure d'air en forêt*, à raison de 60 pfennigs jusqu'à 1 mark 20 par jour.

3° *L'Assistance publique* accorde à ceux qui ne sont pas assurés, mais se trouvent dans le besoin, *tous les secours indiqués au n° 2.*

Car, quiconque n'est pas assuré et se trouve dans le besoin, a droit, d'après la loi allemande, à l'assistance du *bureau de bienfaisance* et de *la caisse communale*.

4° Les *pauvres honteux*, qui n'osent pas recourir à l'assistance publique, dans la crainte de perdre le droit de vote, sont secourus par la *bienfaisance privée* et des *fonds spéciaux créés par les municipalités*.

Il existe aussi des établissements de charité qui aident efficacement les personnes peu aisées de la classe moyenne.

SUISSE (1)

Sur ma demande, le Docteur Carrière, directeur du Service Sanitaire fédéral, à Berne, m'a très-obligeamment communiqué le dernier rapport de la Commission centrale de la Lutte contre la Tuberculose en Suisse (1912-1913).

Nous constatons dans ce rapport (pages 44-50) que la Suisse possède en 1913 douze sanatoriums populaires pour tuberculeux adultes, avec 923 lits.

Les voici par canton :

1° Canton de Berne (*Heiligen-Schwendi*, Berner. Heilstätte). 1.130ᵐ d'altitude. 99 lits. Médecin-Directeur : Docteur J. Kâser (2).

2° Canton de Bâle (Basler Heilstätte ou hôpital bâlois, *Davos-Dorf*). 1.600ᵐ d'altitude. 101 lits. Médecin-Directeur : Docteur Nienhaus.

3° Canton de Zurich (*Wald*, Zürcher. Heilstätte). 900ᵐ d'altitude. 140 lits. Médecin-Directeur : Docteur Staub.

4° Canton de Zurich (*Sonnenberg* bei Wald. Krankenheim der Zürcher. Heilstätte). 670ᵐ d'altitude. 30 lits. Médecin-Directeur : Docteur Staub.

5° Canton de Glarus (*Braunwald*, Glarner. Heilstätte). 1.200ᵐ d'altitude. 43 lits. Médecin-Directeur : Docteur F. Œri.

6° Canton de Vaud (Sanatorium populaire vaudois, à *Leysin*). 1.450ᵐ d'altitude. 125 lits. Médecin-Directeur : Docteur Burnand (1).

7° Canton de Genève (Sanatorium populaire genevois, à *Montana-Vermala* sur Sierre). 1.460ᵐ d'altitude. 55 lits. Médecin-Directeur : Docteur Fischer.

8° Canton de Neuchâtel (Sanatorium populaire neuchâtelois pour hommes, *Malvilliers*). Fondation Russ-Suchard. 860ᵐ d'altitude. 22 lits. Médecin-Directeur : Docteur Reymond.

9° Canton de Saint-Gall. (*Knoblisbühl*. Wallenstadterberg. St-Galler.

---

(1) En Suisse, la mortalité par tuberculose est encore très-élevée : en 1910, elle a été de 230 pour 100.000 habitants, (« für die Jugend » page 6. 1913).

(2) Le Sanatorium d'*Heiligen-Schwendi* contient, en outre, 40 lits d'enfants.

(1) Il existe aussi à *Leysin* un sanatorium populaire d'enfants, de 55 lits, dirigé par le Docteur *de Peyer*.

Heilstätte). 1.000ᵐ d'altitude. 100 lits. Médecin-Directeur : Docteur Schönholzer.

10° Canton de Soleure (*Allerheiligen*, Solothurnische Heilstätte). 900ᵐ d'altitude. 92 lits. Médecin-Directeur : Docteur Dietschy.

11° Canton d'Argovie (*Barmelweid*, ob Aarau, Aargauische Heilstätte). 774ᵐ d'altitude. 69 lits. Médecin-Directeur : Docteur Landolt.

12° Canton de Zug (*Adelheid*, in Unterägeri, Zugerische Volksheilstätte). 850ᵐ d'altitude. 47 lits. Médecin-Directeur : Docteur Knoll.

Ces douze sanatoriums populaires ont soigné, en 1912, 1.987 tuberculeux adultes pendant plus de quatre semaines (suivant la formule suisse).

Sur ces 1.987 malades, 580 étaient au premier degré de leur maladie ; 429 au deuxième degré ; 560 au troisième degré.

38 sont morts ; 1.569 ont été améliorés ; 380 n'ont pas été améliorés.

A la sortie, la *capacité de travail était complète pour 1.076, un peu diminuée pour 502, très-diminuée pour 371.*

Dans le même rapport (page 36), nous lisons :

« Les *Sanatoriums populaires* de Leysin conservent le premier rang parmi les institutions destinées au traitement des tuberculeux. Ces établissements, dus entièrement à l'initiative privée, les seuls existants dans le pays, rendent des services indéniables aux malades indigents ou de moyens limités.

« L'Etat y entretient 35 lits, pour lesquels il paie la journée de malade à un taux, du reste, inférieur au prix de revient ; il a envoyé 60 malades en 1912.

« Le *Sanatorium pour adultes* a eu, en 1912, 44.926 journées de malade ; il a hébergé constamment 124 tuberculeux dont 2/3 suisses, 1/3 étrangers. Il a été reçu 800 demandes d'admission : 243 malades ont suivi le traitement (57 guéris, 122 améliorés).

« Devant l'insuffisance démontrée, dans le nombre des lits, le conseil d'administration a décidé la construction d'un second sanatorium et fait appel au public aux fins de recueillir les fonds nécessaires ; l'appui de l'Etat paraît indispensable, selon un mode à trouver.

« Le *Sanatorium des enfants* a été occupé chaque jour par 52 malades (18.791 journées) et a rendu de très-grands services, puisque, sur l'ensemble des malades, il a été recueilli des résultats positifs dans 96 °/₀ des cas, des guérisons complètes dans 77 °/₀. Pour les premiers degrés, 100 °/₀ d'évolutions favorables, 93 °/₀ de guérisons complètes. Aux frais de l'Etat, 15 lits. »

(Prof Dʳ de Cérenville).

Et, plus loin, page 38, nous lisons encore : « Les fonds réunis pour la construction du sanatorium *neuchâtelois* ascendent environ à six cent mille francs ; nous pouvons donc espérer voir s'élever bientôt cette institution dès longtemps désirée. »

(Docteur Morin).

A signaler aussi le sanatorium *Erzenberg* (755 m. d'altitude) à Langenbruck, près de Bâle. 80 lits pour adultes et enfants. En première classe, pension de 5 fr. 50 à 6 fr. par jour, dans des chambres à 2 lits ; 6 fr. 50 à 7 fr. 50, avec chambres particulières. En deuxième classe, 3 fr. 50 pour les femmes ; 2 à 3 fr. pour les enfants, dans des dortoirs de 8 à 12 lits.

Cet établissement, fondé en 1896 par le Docteur *Christ*, est dirigé par le Docteur *Deiss*.

FRANCE

A la fin de l'année 1913, nous avons en France pour les tuberculeux adultes dix sanatoriums populaires avec 908 lits.

Les voici, par date d'ouverture :

1° Sanatorium Félix Mangini, à *Hauteville* (Ain). Œuvre lyonnaise des tuberculeux indigents. 900 m. d'altitude. 125 lits (2 sexes). Médecin-Directeur : Docteur Dumarest.

2° Sanatorium Villemin, à *Angicourt* (Oise). Assistance publique de Paris. 148 lits pour hommes et adolescents au-dessus de 15 ans. Médecin-Directeur : Docteur Küss.

3° Sanatorium de *Chécy* (Loiret). Œuvre de la ligue du département du Loiret contre la tuberculose. 20 lits pour hommes et garçons au-dessus de 15 ans. Médecin-Directeur : Docteur Debienne.

4° Preventorium de *Pessac*, près Bordeaux (Gironde). Sanatorium girondin. 100 lits, dont 25 en construction (60 lits d'enfants et 40 lits d'adultes). Médecin-Directeur : Docteur Durand.

5° Sanatorium de *Lay-Saint-Christophe*, près Nancy (Meurthe-et-Moselle). Œuvre lorraine des tuberculeux. 50 lits (30 d'hommes et 20 de femmes). Médecin-Directeur : Docteur Nilus.

6° Sanatorium de *Bligny* (Seine-et-Oise) pour hommes. Œuvre des sanatoriums populaires de Paris. 125 lits. Médecin-Directeur : Docteur Guinard.

7° Sanatorium de la *Forêt-de-Rouvray* (œuvre rouennaise), près d'Oissel (Seine-Inférieure). 30 lits de femmes. 20 lits d'hommes en construction. Médecin-Directeur : Docteur Cotoni.

8° Sanatorium de *Montigny-en-Ostrevent* (Nord). Œuvre des sanatoriums populaires de Paris. 140 lits pour hommes. Médecin-Directeur : Docteur Smolizanski.

9° Sanatorium des Instituteurs, à *Sainte-Feyre* (Creuse). 102 lits (2 sexes). Médecin-Directeur : Docteur Berthelon.

10" Sanatorium de *Bligny* (Seine-et-Oise) pour femmes. Œuvre des sanatoriums populaires de Paris. 108 lits. Médecin-Directeur : Docteur Guinard.

Dix sanatoriums avec 908 lits pour un nombre de tuberculeux que *Guinard* estime à plus de 650.000 ! (Commission permanente de préservation contre la tuberculose. 1913)

Telles sont les conséquences de l'odieuse campagne menée par des médecins ignorants ou intéressés contre des établissements de bienfaisance et de défense sociale.

Il est juste d'ajouter que, d'ici peu de temps, nous possèderons deux nouveaux sanatoriums, grâce à l'Œuvre admirable des sanatoriums populaires de Paris.

Cette œuvre à déjà fondé les deux sanatoriums de Bligny et repris en février 1912 le sanatorium de Montigny-en-Ostrevent. Elle vient, de plus, en janvier dernier, de commencer à Fontenay-les-Briis la construction de deux sanatoriums de 125 lits, un pour les hommes, l'autre pour les femmes, dans lesquels presque tous les malades seront *alvéolisés* dans des chambres séparées.

Note additionnelle

D'après *Guinard* (1), dans les autres pays de l'Europe, les sanatoriums populaires sont au nombre de 212 :

Autriche-Hongrie 8.
Belgique 7, (dont 2 en construction).
Bulgarie 2.
Danemark 13.
Espagne 7.
Grande-Bretagne 59 (Angleterre 46, Ecosse 10, Irlande 3).
Italie 8.
Norvège 11.
Pays-Bas 20 (dont un en construction).
Portugal 6.
Russie 17.
Suède 54 (parmi lesquels beaucoup de petits sanatoriums).

Note **F**

Succès initiaux et éloignés d'une cure de trois mois environ faite dans les sanatoriums populaires allemands.

Lettre du Docteur Delbrück, secrétaire d'Etat à l'Office Impérial de l'Intérieur, président du Comité Central allemand pour la Lutte contre la Tuberculose.

---

(1) Etat actuel des sanatoriums pour tuberculeux pulmonaires adultes, pages 5-7. — (Commission permanente de préservation contre la tuberculose. 1913).

Deutsches Zentral-Komitee
zur Bekämpfung der Tuberkulose   Berlin W. 9, le 17 nov. 1913.
                                             Linkstrasse, 29.

Monsieur,

En réponse à votre lettre du 8 courant, j'ai l'honneur de vous faire parvenir les renseignements demandés.

Une statistique générale concernant les succès éloignés de tous les 147 sanatoriums pour tuberculeux n'existe pas et il ne peut pas en être établi parce que les divers sanatoriums poursuivent des buts différents. Cela dépend de l'organisation, de la personnalité des propriétaires ou du genre des malades qui y sont admis.

Les sanatoriums privés traitent les tuberculeux aisés qui peuvent payer eux-mêmes les frais d'entretien dans le sanatorium et qui veulent y rester jusqu'à complète guérison. Naturellement, il n'y a pas de statistique pour ces sanatoriums, parce que leurs malades changent souvent de sanatorium, et ne peuvent être contrôlés après la sortie de l'un ou de l'autre.

Par contre, les tuberculeux des sanatoriums populaires, dont la plupart sont admis par les institutions de l'assurance obligatoire contre l'invalidité et la vieillesse, restent sous un contrôle officiel pendant les 5 ou 6 années qui suivent leur sortie de l'établissement. Or le but du traitement de ces malades dans le sanatorium n'est pas la guérison complète, mais seulement, selon la loi, le rétablissement de la capacité de travailler et de gagner leur vie et celle de leurs familles.

Pour les résultats du traitement de la population assurée dans les sanatoriums populaires, veuillez voir dans la liste ci-jointe I qui a été tirée du rapport officiel de l'Office Impérial d'assurance. La durée du traitement dans ces sanatoriums populaires est, en moyenne, de trois mois. Vous voyez que les succès éloignés sont très-satisfaisants.

Les résultats obtenus par la Caisse des retraites des employés et des ouvriers des chemins de fer de Prusse et du Grand duché de Hesse sont encore meilleurs. Cette Caisse admet ses tuberculeux dans deux sanatoriums lui appartenant en propre. En outre, les malades de cette Caisse ne changent pas aussi souvent que les autres ouvriers leur employeur, mais restent presque toujours sous la même administration et sont examinés selon les mêmes principes par les médecins officiels de l'administration des chemins de fer. Vous trouverez les succès du traitement des tuberculeux de cette caisse dans la liste II.

J'espère que ces renseignements vous suffiront.

Veuillez agréer, Monsieur, l'expression de ma parfaite considération.

Le Président du Comité Central Allemand,
DELBRÜCK.

— 99 —

I

Succès initiaux et éloignés chez les tuberculeux assurés et traités régulièrement dans les Sanatoriums populaires.

	Malades traités en	NOMBRE Total des Malades Traités	SUCCÈS INITIAL (rétablissement pour quelques années de la capacité de gagner la vie)		Ont été constatés capables de travailler jusqu'à la fin de la					
					1re ANNÉE		3me ANNÉE		5me ANNÉE ÉCOULÉE	
					APRÈS L'ANNÉE DU TRAITEMENT					
			Nombre absolu des malades traités	pour 100 malades traités	à la fin de l'année	pour 100 malades traités	à la fin de l'année	pour 100 malades traités	à la fin de l'année	pour 100 malades traités
HOMMES	1907	22.258	18.070	81	1908	65	1910	49	1912	44
	1908	26.437	21.468	81	1909	66	1911	55	—	—
	1909	29.277	24.337	83	1910	68	1912	55	—	—
	1910	27.468	24.667	90	1911	75	—	—	—	—
	1911	27.900	25.260	91	1912	77	—	—	—	—
	1912	28.518	26.159	92	—	—	—	—	—	—
FEMMES	1907	9.815	8.217	84	1908	69	1910	56	1912	51
	1908	12.288	10.511	86	1909	71	1911	61	—	—
	1909	12.955	10.794	83	1910	71	1912	60	—	—
	1910	13.952	12.668	91	1911	78	—	—	—	—
	1911	14.500	13.255	91	1912	79	—	—	—	—
	1912	15.543	14.411	93	—	—	—	—	—	—
HOMMES & FEMMES	1907	32.073	26.287	82	1908	66	1910	51	1912	46
	1908	38.725	31.979	83	1909	68	1911	57	—	—
	1909	42.232	35.131	83	1910	69	1912	57	—	—
	1910	41.420	37.335	90	1911	76	—	—	—	—
	1911	42.400	38.515	91	1912	78	—	—	—	—
	1912	44.061	40.570	92	—	—	—	—	—	—

Depuis 1910, on n'a établi de statistique que pour les malades vraiment tuberculeux, ayant fait une cure régulière de trois mois environ. Mais. on n'a pas encore relevé. depuis cette époque, le nombre des malades qui, admis au sanatorium, en sont sortis trop tôt, ni le nombre de ceux qui n'étaient pas vraiment tuberculeux.

Succès éloignés du traitement sanatorial des tuberculeux de la Caisse des retraites des ouvriers des Chemins de fer de Prusse et du Grand duché de Hesse

(depuis la création des deux Sanatoriums leur appartenant).

HOMMES traités		Après l'année du traitement, étaient encore constatés complètement capables de gagner la vie :											
		L'ANNÉE SUIVANTE		LA 2ᵉ ANNÉE		LA 3ᵉ ANNÉE		LA 4ᵉ ANNÉE		LA 5ᵉ ANNÉE		LA 6ᵉ ANNÉE	
en	NOMBRE Total	NOMBRE absolu	pour 100 hommes traités	NOMBRE absolu	pour 100 hommes traités	NOMBRE absolu	pour 100 hommes traités	NOMBRE absolu	pour 100 hommes traités	NOMBRE absolu	pour 100 hommes traités	NOMBRE absolu	pour 100 hommes traités
1904	716	585	81,70	534	74,58	477	66.61	451	63,00	427	59,64	—	—
1905	810	691	85,31	621	76,66	582	71,85	552	68,15	528	65,18	519	64,00
1906	1.180	1.013	85,84	921	78,05	861	72,97	824	69,83	815	09,00	782	66,27
1907	955	775	81,00	697	72,98	658	68,90	626	65,55	606	63,45	563	58,94
1908	1.152	951	82,55	869	75,43	866	75,17	792	68,75	780	67.77		
1909	1.268	1.095	86,36	917	72,32	895	70.58	810	63.88				
1910	1.422	1.221	85,86	1.088	76,51	1.054	74,12						
1911	1.663	1.408	84,69	1.253	75,62								
1912	1.380	1.142	82,75										

NOTE. — A comparer avec une des premières statistiques de GEBHARD, donnée page 40.

Note **G**

Résultats immédiats et éloignés d'une cure d'au moins trois mois faite dans les sanatoriums populaires Suisses.

Lettre du Docteur Carrière, directeur du Service Sanitaire Fédéral

Service Sanitaire
Fédéral

Berne, le 11 novembre 1913.

—

Mon cher Confrère,

Nous avons établi pour l'exposition d'hygiène de Dresde, en 1911, une petite statistique des résultats de la cure au sanatorium.

Vous la trouverez ci-jointe et j'espère qu'elle pourra vous servir.

Veuillez croire, mon cher confrère, à mes sentiments dévoués.

Docteur *H. Carrière.*

Résultats immédiats de la cure, rapportés à 100 malades.

(Statistique portant sur 4.645 malades sortis du sanatorium après une cure d'au moins 3 mois)

MALADES ENTRÉS	AU 1er STADE DE LA MALADIE	AU 2me STADE DE LA MALADIE	AU 3me STADE DE LA MALADIE	MOYENNE DES 3 STADES :
Améliorés à la sortie du sanatorium	96,9	85,2	63,0	83,0
Non améliorés.	3,1	13,2	34,0	15,7
Morts	—	1,2	2,8	1,3
	100,0	100,0	100,0	100,0

Résultats éloignés de la cure, rapportés à 100 malades.

**(Statistique portant sur les 3 sanatoriums populaires de Bâle (Davos)
Berne (Heiligenschwendl) et Wald (Zurich)**

	ÉTAT DES MALADES			
	1 an	3 ans	6 ans	9 ans
	après la sortie du sanatorium			
I. MALADES ENTRÉS AU SANATORIUM AU 1er STADE DE LA MALADIE				
Capables de travailler . .	98,5	88,1	84,9	80,3
Incapables de travailler . .	1,1	4,5	4,1	6,0
Morts	0,4	7,4	11,0	13,7
II. MALADES ENTRÉS AU SANATORIUM AU 2me STADE DE LA MALADIE				
Capables de travailler . .	88,2	81,5	45,4	32,5
Incapables de travailler . .	3,3	2,6	8,8	5,3
Morts	8,5	15,9	45,8	62,2
III. MALADES ENTRÉS AU SANATORIUM AU 3me STADE DE LA MALADIE				
Capables de travailler . .	37,0	25 2	15,7	6,1
Incapables de travailler . .	11,1	8,5	4,2	2,4
Morts	51,9	66,3	80,1	91,5
IV. LES TROIS STADES RÉUNIS				
Capables de travailler . .	77,4	62,2	50,2	35,3
Incapables de travailler . .	4,7	5,4	5,6	4,4
Morts	17,9	32,4	44.2	60,3

Note H

Les Sanatoriums populaires français. — Modes de fonctionnement
Résultats immédiats et éloignés.

I. — Sanatorium Félix MANGINI

Sanatorium Félix Mangini à Hauteville, par Tenay (Ain). 900ᵐ
d'altitude. Œuvre Lyonnaise des tuberculeux indigents (reconnue d'utilité
publique par décret du 5 août 1899).

Le sanatorium d'Hauteville, le premier en date des sanatoriums
populaires de France, a été créé par le docteur *Dumarest*, avec le
concours d'un philantrope, M. *Félix Mangini* et du professeur *Arloing*,
de Lyon.

Depuis son ouverture (23 août 1900), le sanatorium est dirigé par le Docteur Dumarest avec une science et un dévouement qui lui ont valu l'estime de toute la région lyonnaise.

L'établissement contient 125 lits (hommes et femmes). Les lits sont constamment occupés, à tel point que « c'est un délai de 4 à 5 mois pour les hommes, de 3 mois au moins pour les femmes qu'il faut compter entre le jour de l'inscription et la date de l'entrée à Hauteville. » (Rapport du conseil d'administration sur l'exercice 1912).

Conformément aux intentions des donateurs, la proportion des assistés, par rapport aux malades payant eux-mêmes leur pension, va toujours en croissant. C'est ainsi qu'en 1912, sur 287 malades hospitalisés, on comptait 197 assistés et 90 payants.

Sur ces 197 assistés, 52 occupaient des lits de fondation :

Chambre de Commerce . . . . 7 lits
Fonderies, Forges et Aciéries de Saint-Etienne . . . . 5 lits
Ville de Saint-Etienne . . . . 17 lits
Compagnie des Chemins de fer P.-L.-M. . . . . . . 19 lits
Crédit Lyonnais. . . . . 1 lit
Divers . . . . 3 lits

52 étaient portés au compte des hospices civils de Lyon.

75 étaient portés au compte des départements et des communes.

18 étaient portés au compte de divers particuliers, de diverses Œuvres ou Sociétés mutuelles.

Pour les malades payants, le prix de pension avait été jusqu'ici de 2 fr. 50 par jour. Ce prix vient d'être porté à 2 fr. 75, parce que le prix de revient de la journée, dont la moyenne avait été de 4 francs jusqu'en 1912, vient d'être légèrement dépassé.

La différence (1 fr. 50), qui sépare le prix de pension du prix de la journée est couverte par les ressources annuelles de l'Œuvre (fonds Michel Perret, dons, souscriptions, etc).

Les chambres sont de 1 à 6 lits. Les malades qui en font la demande peuvent obtenir une chambre à un lit moyennant *un supplément variant de 1 fr. 50 à 2 fr. 50 par jour ;* et ceci, sans avoir droit à aucun privilège.

La somme supplémentaire ainsi perçue est versée à la *Caisse de secours* destinée à venir en aide aux malades les plus nécessiteux. En 1912, cette *Caisse de secours* a distribué 2.835 fr. 55 soit en nature, soit en espèces.

Sur les 287 malades sortis du sanatorium en 1912, 44 sont sortis prématurément, c'est-à-dire avant le troisième mois : départs volontaires ou renvois forcés (malades chez lesquels on ne peut espérer aucune amélioration sérieuse).

Par contre 47 ont fait un séjour de plus de huit mois.

La plupart (196) ont fait un séjour de trois à huit mois.

Durée de séjour des Malades sortis en 1912

DURÉE	ENTRÉES		TOTAUX
	1911	1912	
Moins de 3 mois	5	39	44
De 3 à 4 mois	9	31	40
De 4 à 5 mois	22	41	63
De 5 à 6 mois	18	22	40
De 6 à 7 mois	12	12	24
De 7 à 8 mois	20	9	29
De 8 à 9 mois	22	9	31
De 9 à 10 mois	6	1	7
De 10 à 11 mois	3	»	3
De 11 à 12 mois	1	»	1
De 12 à 13 mois	2	»	2
De 13 à 14 mois	3	»	3
	123	164	
	287		287

Pour ces 243 malades (47 + 196) qui ont fait un séjour d'au moins trois mois, voici les résultats *immédiats* de la cure, à la sortie du sanatorium :

Résultats immédiats en 1912

RÉSULTATS	DEGRÉS DE GRAVITÉ			TOTAUX
	I Cas légers	II Cas moyens	III Cas graves	
I. Guéris	27	4	»	31 (12,75 %)
II. Presque guéris .	41	17	3	51 (25,10 %)
III. Très améliorés .	11	43	17	71 (29,21 %)
IV. Améliorés . .	9	20	10	39 (16,04 %)
V. Peu améliorés .	2	8	16	26 (10,69 %)
VI. Stationnaires et aggravés . .	»	7	8	15 (6,17 %)
Totaux	90 (37,03 %)	99 (40,74 %)	54 (22,22 %)	243

(Rapport sur l'exercice 1912. Docteur *Dumarest*).

Tels sont les résultats d'Hauteville.

Et si, maintenant, on veut se rendre un compte encore plus exact, soit des résultats *immédiats*, soit des résultats *éloignés* d'une cure faite au sanatorium, qu'on parcoure attentivement l'article du Docteur *Ch. Leroux* sur l'Œuvre Lyonnaise des Tuberculeux indigents ; et qu'on veuille bien ensuite, comme complément, jeter les yeux sur la dernière statistique générale établie par le Docteur *Dumarest*.

1° **Extrait de l'article du Docteur Charles Leroux**. (La Revue Moderne, 25 mai 1911) :

« Le nombre considérable de demandes suffirait, à lui seul, à attester le succès de l'œuvre, à établir combien ses bienfaits sont appréciés, désirés. Si l'on y ajoute les résultats obtenus au point de vue médical, on se rendra alors facilement compte de l'intérêt social et philanthropique de premier ordre que présente l'exemple du Sanatorium Félix Mangini·

Sur les 2.639 malades qui avaient quitté le sanatorium au 1ᵉʳ janvier 1910, 2.026 avaient fait un séjour d'une durée supérieure à trois mois.

Relativement à la gravité de leur état *lors de leur entrée* au sanatorium, ces malades se répartissent en :

> Cas légers. . . . . . 933, soit 46 pour 100
> Cas moyens . . . . 697 — 34 —
> Cas graves . . . . . 396 — 19,5 —

Or, *au départ* :

379, soit 18,7 pour 100, ne présentant pas de signes objectifs ni subjectifs d'évolution morbide, pouvaient être considérés comme guéris. ;

425, soit 20,9 pour 100, étaient presque guéris et n'offraient plus que des signes légers ;

673, soit 33,2 pour cent, étaient très-améliorés à tous les points de vue ;

324, soit 15,9 pour 100, avaient obtenu une amélioration générale plus ou moins marquée, sans modification de leur état local ;

132, soit 6,5 pour 100, étaient peu modifiés ou stationnaires ;

Enfin, 93, soit 4,5 pour 100, étaient aggravés en dépit du traitement.

Au total, 89 pour 100 des malades avaient réalisé une amélioration et 11 pour 100 seulement n'avaient tiré aucun bénéfice de leur cure. Comme on le voit, ce dernier chiffre reste inférieur à la proportion initiale des cas graves (19,5 pour 100).

Les résultats *éloignés* de la cure, constatés par des enquêtes minutieuses et méthodiques poursuivies auprès des anciens malades, ont été tout aussi satisfaisants :

Sur 386 malades ayant quitté le sanatorium depuis trois à dix ans, 20 pour 100 ont succombé et 7,8 pour 100 seulement ont vu leur état s'aggraver. Une majorité énorme, dépassant 72 pour 100, est restée stationnaire ou s'est améliorée ; a, par conséquent, maintenu ou perfectionné le résultat acquis au sanatorium ; enfin, 92,5 pour 100 des survivants (74 pour 100 du total) travaillent normalement à l'heure actuelle. Il est frappant que cette majorité ne se recrute pas, d'une façon exclusive, ni même prépondérante, parmi les meilleurs résultats immédiats. Les guéris n'y figurent que pour un tiers et les améliorations tardives s'observent même parmi les cas les plus médiocres, ceux sortis avec les classements 4 et 5. Cela montre qu'il ne faut jamais désespérer des tuberculeux (1).

Ce sont, en somme, des résultats très-encourageants et bien faits pour inspirer une confiance croissante aux malades et au public. Ils ne peuvent que devenir plus brillants à l'avenir, à mesure que la notion de la curabilité de la tuberculose et de la nécessité de son traitement précoce deviendra plus familière au peuple et que les tuberculeux se présenteront au sanatorium plus près de leur première atteinte. »

2° **Statistique générale d'Hauteville** (du 23 août 1900 au 31 décembre 1912).

3.080 malades entrés.

2.723 traités pendant une durée minima de trois mois.

Etat des malades à la sortie du sanatorium.

Sur 2.723 malades

	NOMBRE	AUGMENTATION MOYENNE DE POIDS PAR MALADE	MALADES BACILLIFÈRES	
			A L'ENTRÉE	A LA SORTIE
I. Ne présentant plus aucun signe de maladie. . . .	466	+ 5 k. 120	70	0
II. Guéris en apparence, mais conservant encore quelques signes légers à l'auscultation	605	+ 4 k. 890	193	83
III. Très-améliorés à tous les points de vue.	879	+ 4 k. 780	620	496
IV. Améliorés seulement au point de vue de l'état général, avec lésions du poumon stationnaires	447	+ 3 k. 270	356	358
V. Peu améliorés	196	— 0 k. 530	149	150
VI. Stationnaires ou aggravés.	130	— 0 k. 860	110	119
TOTAL.	2.723	+ 4 k. 167	1.498	1.206

(1) Rapport de *M. F. Dumarest*, médecin en chef, à l'occasion du 10e anniversaire du sanatorium.

Soit :
{ Guéris et presque guéris . . . . . . 1.071 ou 39.33 %
  Très-améliorés et améliorés . . . . . 1.326 ou 48.69 %
  Peu améliorés, stationnaires et aggravés . 326 ou 11.97 % }

II. — Sanatorium VILLEMIN

Sanatorium Villemin, à Angicourt, par Liancourt (Oise). Assistance publique de Paris.

Sanatorium Villemin
Liancourt (Oise)

Mon cher Confrère,

Voici les renseignements demandés.

Puissent-ils vous être utiles et vous aider à répandre dans le monde des médecins une notion que les praticiens ne possèdent pas encore dans la majorité des cas : celle de l'utilité, même dans la classe pauvre, d'un traitement rigoureux fait à temps.

Mais, après tant de discours, nous sommes encore, en France, dans un lamentable gâchis, en ce qui concerne l'organisation pratique de la lutte anti-tuberculeuse.

Je vous souhaite tout le succès que mérite votre intéressante tentative et vous prie d'agréer mes tout dévoués sentiments.

Docteur G. *Küss*.
16 novembre 1913.

Le Sanatorium d'Angicourt, officiellement appelé Sanatorium Villemin, appartient à l'Administration de l'Assistance publique de Paris. Il a été ouvert le 26 octobre 1900.

Ses 148 lits sont exclusivement réservés aux tuberculeux indigents de Paris (hommes ou adolescents âgés de plus de 15 ans).

Depuis l'ouverture du Sanatorium jusqu'au 1er novembre 1913, le nombre des admissions s'est élevé à 2.880.

Les malades sont classés, après un mois d'observation au Sanatorium, en trois catégories.

CATÉGORIE A. — (*Succès probable*). Ce sont des tuberculeux paraissant atteints de formes principalement scléreuses ou des tuberculeux apyrétiques ayant des lésions fibro-caséeuses ouvertes ou fermées, au stade I ou au stade II de la division de *Turban*. (1).

---

(1) « Je distingue 3 stades :
I. Lésion *légère*, atteignant tout au plus le volume d'un lobe ou de deux demi-lobes.
II. Lésion *légère*, plus étendue qu'en I, mais atteignant tout au plus le volume de deux lobes ; ou *grave*, atteignant tout au plus le volume d'un lobe.
III. Toutes lésions dépassant les lésions du stade II. »
(*Turban*. Beiträge zur Kenntniss der Lungen-Tuberkulose, p. 31. 1899. Wiesbaden).
(Note du Dr *Artaud*).

CATÉGORIE B. — (*Succès aléatoire et difficile*). Ce sont des tuberculeux au stade III de Turban, à tendances nettement favorables, ou des sujets à lésions moins étendues, dont le pronostic est notablement aggravé par des éléments superposés de diverse nature.

CATÉGORIE C. — (*Succès improbable*). Cette catégorie comprend les tuberculeux plus gravement touchés que les malades B. Ils sont tous au stade III de Turban.

Les malades classés A sont tous mis en traitement : les malades des catégories B ou C ne sont, en principe, conservés au sanatorium que si le nombre des places est suffisant.

En fait, jusqu'à présent, un grand nombre de malades B ou même C ont été gardés un temps prolongé, en raison des lits constamment disponibles.

Ces défectuosités du recrutement se sont atténuées considérablement depuis un an : il n'en est pas moins vrai qu'elles ont existé pendant une longue période de plus de dix ans, faisant obstacle à la bonne utilisation *sociale* du Sanatorium populaire d'Angicourt. Elles ont été dues au nombre insuffisant de dispensaires antituberculeux ayant collaboré efficacement avec le sanatorium.

Le nombre des malades A a formé en moyenne la moitié seulement du nombre des malades mis en traitement et les malades B un tiers.

La durée du traitement n'est limitée au Sanatorium d'Angicourt par aucun règlement administratif. Elle varie, suivant les cas, dans de grandes proportions : des cures de courte durée (3 ou 4 mois) étant suffisantes pour des convalescents de poussées bénignes sans reliquat lésional important, alors que, pour d'autres malades gravement touchés, des cures de 1 an 1/2 à 2 ans sont nécessaires.

Les **résultats** immédiats et éloignés obtenus au Sanatorium peuvent être résumés dans les conclusions suivantes :

I. — *Les tuberculeux pauvres sanatoriables en première ligne,* sont représentés *d'une part,* quelle que soit la classe sociale du malade, par les tuberculoses pulmonaires peu étendues à tendances scléreuses manifestes et par les formes fibro-caséeuses banales, au stade I de la classification de Turban ; *d'autre part,* (pour les sujets ayant une occupation compatible avec certains ménagements) par les formes fibro-caséeuses, au stade II.

Pour ces malades pris en bloc, on constate que, 3 à 4 ans après la sortie, 70 °/₀ sont en bon état et aptes au travail et que 30 °/₀ paraissent guéris. *La durée de cure habituellement nécessaire est de 3 à 4 mois pour les malades les moins atteints, de 6 à 12 mois pour les autres.*

II. — *Les tuberculeux pauvres sanatoriables en seconde ligne* sont représentés, *d'une part,* par les formes fibro-caséeuses, au stade II, chez les ouvriers ordinaires, ou chez les employés de commerce ayant un travail relativement pénible ; *d'autre part*, par les formes fibro-caséeuses, au stade III, paraissant susceptibles de régression chez les sujets qui ne sont pas astreints à un travail trop pénible ou trop malsain.

La durée habituelle des cures efficaces est de 10 à 18 mois. On peut obtenir chez ces malades un bon résultat durable, mais à la condition de renvoyer pendant la cure, ceux d'entre eux qui ne bénéficient pas du traitement d'une manière évidente et progressive.

En moyenne, les succès réels immédiats obtenus au Sanatorium ont été de 64 %, pour les sujets au stade II, de 32 %, pour les sujets au stade III. Ces succès immédiats n'étaient pas illusoires, puisque 4 ans après la sortie, 70 % de ces malades revus étaient en état satisfaisant et aptes au travail.

III. — *Les malades, porteurs de lésions fibro-caséeuses évolutives, au stade III, ne paraissant pas susceptibles de régression,* ne tirent un bénéfice profond de la cure sanatoriale que dans 1/10 des cas ; avec des *cures de 1 et 2 ans et davantage*, et, généralement, pour ces malades très-améliorés, les résultats éloignés sont mauvais dans la classe pauvre.

Les frais de séjour pour tous les malades d'Angicourt sont entièrement supportés par l'Assistance publique de Paris. Non seulement le traitement est gratuit, mais le sanatorium fournit pendant la cure les vêtements d'hiver et d'été et le linge de corps ; les voyages d'arrivée et de départ sont payés par l'administration ; enfin, *un budget spécial permet de secourir efficacement les familles des malades*.

Le prix de journée moyen est de 6 fr. 18 (1910) à 6 fr. 84 (1911), 6 fr. 5794 (1912).

Docteur G. *Küss*,

Médecin-Directeur du sanatorium Villemin,

à   Angicourt (Oise).

III. — Sanatorium de CHÉCY

Sanatorium de Chécy (Loiret).

(Œuvre de la Ligue contre la Tuberculose dans le département du Loiret, reconnue d'utilité publique le 26 août 1900).

Les premières souscriptions, recueillies avec l'appoint d'une subvention de 100.000 francs accordée sur les fonds du pari mutuel, ont permis de construire le premier pavillon du Sanatorium.

Ce pavillon a été ouvert le 15 janvier 1902.

Il contient 20 lits et ne reçoit que des hommes et des garçons au-dessus de 15 ans.

Les indigents du département sont admis *gratuitement* dans la mesure des ressources de l'Œuvre. Quelques malades sont envoyés par des tiers (bienfaiteurs, sociétés, administrations) qui déchargent l'Œuvre d'une partie des frais, *en payant pour eux 2 fr. 50 par jour.*

Il n'est admis de pensionnaires que quand la place le permet. Ceux-ci payent 4 francs par jour.

Le prix de revient d'une journée de malade est de 4 francs, tous frais compris.

Depuis l'ouverture du sanatorium jusqu'au 1er octobre 1913, il a été admis 260 malades.

Les malades reçus au premier degré de la tuberculose pulmonaire ont guéri, dans la proportion de 8 sur 10.

Ceux du deuxième degré ont guéri, dans la proportion de 3 sur 10.

Sur tous les malades notés comme guéris à leur sortie, on n'en compte que 6 ayant eu une rechûte. Tous les autres, suivis avec soin depuis leur départ, ont repris leur travail et sont restés guéris.

La durée de séjour des malades qui sont sortis guéris à été de 4 à 12 mois. Pour l'ensemble des malades, on peut compter une movenne de séjour de 6 à 8 mois.

Le médecin de l'établissement est le Docteur *Debienne*, de Chécy.

(D'après le Docteur *Pilate*, d'Orléans).

IV. — Sanatorium GIRONDIN

Sanatorium Girondin à Pessac, près Bordeaux (Gironde) Reconnu d'utilité publique par décret du 7 avril 1902. Ouvert le 14 octobre 1902.

Le sanatorium de Pessac est surtout un *preventorium*, c'est-à-dire un établissement destiné à prévenir le développement de la tuberculose chez ceux qui pourraient en être menacés.

Il comprend 75 lits, répartis en plusieurs pavillons, pour enfants et adultes. Ce nombre de lits sera bientôt porté à 100 (60 pour enfants, 40 pour adultes) ; nous sommes actuellement en pleine construction pour faire des agrandissements devenus de plus en plus urgents.

Le sanatorium admet toutes les personnes affaiblies ou de constitution débile, auxquelles un séjour à la campagne, au grand air et dans de bonnes conditions hygiéniques, peut rendre la santé et les forces nécessaires pour reprendre leurs occupations.

Il admet les convalescents de pleurésie avec épanchement, les malades atteints de pleurésie sèche, aigüe ou chronique, de congestion ou induration pulmonaire et ceux qui sont porteurs de lésions osseuses ou ganglionnaires non suppurées.

Il n'admet pas les malades contagieux dont la présence pourrait être un sujet de préoccupation pour les autres pensionnaires.

Le Sanatorium de Pessac a déjà soigné 950 malades et le nombre des journées de traitement a été de 144.521 : *ce qui fait une moyenne de 152 jours par malade, c'est-à-dire cinq mois.*

Les **résultats** sont généralement satisfaisants, les malades étant sélectionnés avant l'admission.

Mais il est impossible d'établir une statistique précise ayant quelque valeur, car la plupart des malades ne donnent de leurs nouvelles qu'à intervalles très-éloignés, quand ils en donnent.

Le prix moyen de la journée a été de 4 fr. 50.

Il y a deux classes de pensionnaires adultes au sanatorium de Pessac.

En *première classe*, le prix de la pension est de 6 francs par jour dans les chambres à deux lits et de 7 à 8 francs par jour dans les chambres à un lit, suivant leur exposition.

En *seconde classe*, le prix de la pension est de 4 francs par jour dans des dortoirs de six à dix lits.

Pour les enfants, le prix de la pension est de 2 fr. 50 par jour.

Ces prix sont abaissés à 3 fr. 50 (adultes), 2 fr. 25 (enfants de 7 à 15 ans), 1 fr. 75 (enfants au-dessous de 7 ans) pour les *malades relevant de l'assistance médicale gratuite.*

Le Médecin-Directeur : Docteur *J. M. Durand*, médecin honoraire des hôpitaux de Bordeaux.

V. — Sanatorium de LAY-SAINT-CHRISTOPHE.

Sanatorium de Lay-Saint-Christophe, près Nancy (Meurthe-et-Moselle. Œuvre lorraine des tuberculeux.

Le premier pavillon du sanatorium a été construit de 1900 à 1902 sous l'inspiration du Professeur *Spillmann* par la Société civile du Sanatorium de Lay-Saint-Christophe ; Société anonyme qui fit les acquisitions de terrains et assura la construction et l'aménagement de l'établissement.

La gestion en fut confiée à l'Œuvre lorraine des tuberculeux qui fut reconnue d'utilité publique par décret du 5 janvier 1903.

Cette Œuvre payait à la Société une redevance de 60 centimes par journée de malade, afin de contribuer au remboursement du capital avancé.

En 1910, la Société a cédé le sanatorium à l'Œuvre lorraine qui a pu faire bâtir, grâce à des dons, un deuxième pavillon.

Actuellement, le sanatorium comprend donc 2 pavillons : celui des hommes (30 lits), ouvert en décembre 1902 et celui des femmes (20 lits), ouvert en juin 1912.

Résultats médicaux :

1° En 1912, sur 102 malades classés suivant les 3 stades de *Turban*, ont été :

	I	II	III	Total
Guéris	25	19		44
Améliorés	8	33		41
Stationnaires		4	12	16
Morts		1		1
Total	33	57	12	102

2° **Statistique générale** portant sur 988 malades ayant fait une cure d'au moins trois mois, du 8 décembre 1902 au 31 décembre 1912.

	I	II	III	Total
Guéris	252	186		438
Améliorés	81	307	23	411
Stationnaires		40	88	128
Morts		6	5	11
Total	333	539	116	988

(Résultats *immédiats* de la cure, à la sortie du sanatorium).

La durée moyenne du séjour est de 4 à 5 mois.

Je renvoie tous ceux que je ne crois pas susceptibles de profiter de la cure.

Je reste en communication avec la plupart de mes anciens malades ; j'ai constaté que le résultat s'était maintenu chez tous ceux qui menaient une vie régulière et suivaient mes conseils.

Le prix moyen de la journée a haussé depuis l'ouverture du sanatorium et a suivi les prix des denrées alimentaires.

En 1912, il a été d'environ 4 francs. C'est pourquoi nous avons sollicité et obtenu du Conseil d'Etat l'autorisation d'augmenter nos tarifs à partir du 1ᵉʳ Juin dernier.

Désormais, le prix de la pension est ainsi fixé :

1° 4 francs par jour pour les malades dont la pension sera, en totalité ou en partie, à la charge de l'Etat, du Département, des Communes, des Bureaux de bienfaisance, des Sociétés de secours mutuels ou des Associations charitables.

2° 6 francs pour les places restant libres aux 2ᵐᵉ et 3ᵐᵉ étages et attribuées à des malades non compris dans le précédent alinéa.

3° 8 francs pour les malades désirant prendre leurs repas et faire leur chaise longue dans leurs chambres.

Le Médecin-Directeur : Docteur *L. Nilus.*

Sanatoriums de Bligny, par Briis-sous-Forges (Seine-et-Oise).

Œuvre des sanatoriums populaires de Paris, reconnue d'utilité publique par décret du 12 mai 1902. Médecin-Directeur : Docteur *L. Guinard*.

Les sanatoriums de Bligny sont au nombre de deux : l'un pour hommes, (125 lits) ouvert le 8 août 1903 ; l'autre pour femmes, (108 lits) ouvert le 9 mai 1909. En tout 233 lits.

Sur les 233 lits, les lits fondés en capital sont au nombre de 16, les demi-fondations au nombre de 3 et les lits entretenus à l'année au nombre de 74.

Les malades qui ne bénéficient pas d'une des fondations de l'Œuvre paient une pension de 4 francs par jour, tout compris.

En 1912, les journées de présence se sont élevées à 85.103 ; avec une moyenne de 1 fr. 95 pour les frais généraux et de 1 fr. 48 pour les frais de nourriture par jour et par malade.

Le prix de la journée a donc été de 3 fr. 43 (les 36.000 francs d'amortissements annuels non compris).

RÉSULTATS MÉDICAUX

1° — Résultats immédiats en 1912

Sanatorium des hommes

140 malades sont sortis en 1912 après avoir fait une cure suffisante : 31 au premier degré de leur tuberculose, 20 au deuxième, 89 au troisième.

A. — Sur les 31 au premier degré.

24 ont obtenu un résultat très-bon, soit : 77,41 °/₀

6   —   — bon,   soit : 19,35 °/₀

1   a obtenu   — assez bon, soit : 3.22 °/₀

B. — Sur les 20 au deuxième degré.

14 ont obtenu un résultat bon,   soit : 70 °/₀

6   —   — assez bon, soit : 30 °/₀

C. — Sur les 89 au troisième degré.

2 ont obtenu un résultat bon,   soit : 2,24 °/₀

30   —   — assez bon, soit : 33,70 °/₀

31   —   — médiocre, soit : 34,83 °/₀

26   —   — nul,   soit : 29,21 °/₀

Sanatorium des femmes

126 femmes sont sorties en 1912 après avoir fait une cure suffisante : 42 au premier degré de leur tuberculose, 24 au deuxième, 60 au troisième.

A. — Sur les 42 au premier degré.

36 ont obtenu un résultat très-bon, soit : 85,71 °/₀
5 — — bon, soit : 11,90 °/₀
1 a — — nul.

B. — Sur les 24 au deuxième degré.

8 ont obtenu un résultat très-bon, soit : 33,33 °/₀
12 — — bon, soit : 50 °/₀
4 — — assez bon, soit : 16,66 °/₀

C. — Sur les 60 malades au troisième degré.

1 a obtenu un résultat très-bon, soit : 1,66 °/₀
2 ont obtenu un résultat bon, soit : 3,33 °/₀
25 — — assez bon, soit : 41,66 °/₀
14 — — médiocre, soit : 23,33 °/₀
18 — — nul, soit : 30 °/₀

2° — Résultats immédiats obtenus chez 1.145 malades, jugés curables ou améliorables parmi 2.050 tuberculeux, après un séjour moyen de 8 à 9 mois environ.

Ces 1145 malades se divisaient : en 405 au premier degré, 331 au deuxième degré, 409 au troisième degré.

I. Des 405 malades au premier degré.

351 ont obtenu un résultat très-bon, soit : 86,66 °/₀
51 — — bon, soit : 12,59 °/₀
3 — — assez bon, soit : 0,74 °/₀

II. Des 331 malades au deuxième degré.

62 ont obtenu un résultat très-bon, soit : 18,73 °/₀
193 — — bon, soit : 58,30 °/₀
76 — — assez bon, soit : 22,96 °/₀

III. Des 409 malades au troisième degré.

106 ont obtenu un résultat bon, soit : 25,91 °/₀
303 — — assez bon, soit : 24,08 °/₀

Au total, résultats *très-bons* et *bons* : 67 °/₀ environ.

« Par cure *très-bonne*, nous entendons une cure ayant donné un résultat parfait, tant au point de vue de l'état général qu'au point de vue local, laissant l'espoir, qu'avec les précautions de rigueur, le malade a toute chance de ne pas récidiver.

Par cure *bonne*, nous entendons une cure ayant donné des résultats très-complets et très-satisfaisants au point de vue général, mais dont les effets, du côté pulmonaire, ne sont pas aussi satisfaisants et laissent persister quelques signes d'auscultation autres que les seules modifications de réparation.

Par cure *assez bonne*, nous entendons une cure ayant donné toutes satisfactions d'ensemble, surtout au point de vue général, mais dont les résultats, du côté pulmonaire, sont imparfaits et laissent subsister des craintes sérieuses pour l'avenir. »

Docteur L. Guinard (Commission permanente de préservation contre la tuberculose. Etat actuel des sanatoriums pour tuberculeux pulmonaires adultes, pages 17-18, 1911).

VII. — Sanatorium de la FORÊT DE ROUVRAY

Sanatorium de la Forêt-de-Rouvray. (Œuvre rouennaise).

Le sanatorium de la Forêt-de-Rouvray est situé près d'Oissel (Seine-Inférieure). Il a été ouvert le 8 août 1905 et reconnu d'utilité publique par décret du 17 juillet 1907.

Actuellement, il contient 30 lits de femmes. Un pavillon de 20 lits d'hommes est en construction et sera ouvert en mai 1914.

Le prix de pension est le même pour tous les malades : 3 fr. 50 par jour avec chambres communes de 2, 3 et 5 lits.

Le prix de revient de la journée est de 3 fr. 48.

La durée moyenne du séjour des malades au sanatorium a été de 7 mois.

Depuis l'ouverture, nous avons reçu 360 malades.

Résultats :

Malades guéries et travaillant depuis 2 ans, 94.

Malades sorties depuis 2 ans, améliorées, recevant les conseils du sanatorium et pouvant se livrer à un travail utile, 47.

Malades sorties depuis moins de 2 ans et considérées comme guéries, 40.

Malades améliorées, sorties depuis moins de 2 ans, 50.

Nous considérons comme malades guéries celles qui peuvent travailler et gagner leur vie.

Les malades améliorées sont celles qui, avec des lésions en voie de guérison, peuvent se livrer à un travail moindre, mais utile

La plupart de ces malades continuent à être en rapport avec le sanatorium et à recevoir les conseils du médecin.

Le médecin-directeur : Docteur Cotoni.

VIII. — Sanatorium de MONTIGNY-EN-OSTREVENT

Sanatorium de Montigny-en-Ostrevent (Nord). Sanatorium familial fondé par la Ligue antituberculeuse du département du Nord et ouvert le 5 octobre 1905.

Le sanatorium *familial* comprenait 2 pavillons de 26 lits, un pour les hommes, l'autre pour les femmes, avec chambres de 2, 4 ou 6 lits ; et 12 villas pour les familles, avec 2 logements semblables dans chaque villa.

Mais, les villas étaient très-rarement occupées et, de ce fait, Montigny n'arrivait pas à se suffire.

En raison de cet état des choses, le sanatorium familial a été repris le 15 février 1912 par l'Œuvre des Sanatoriums populaires de Paris qui manquait de lits pour ses malades de la région parisienne, et complètement transformé.

140 lits, exclusivement réservés aux hommes, ont été installés soit dans les pavillons, soit dans les villas ; *avec un prix de pension de 4 francs par jour* pour les malades qui sont en dortoir dans les pavillons et *de 5 francs* pour ceux qui occupent une chambre particulière dans les pavillons ou les villas.

Le médecin-directeur est le docteur *Smoli{anski*.

Résultats de l'année 1912.

81 malades sont sortis du sanatorium en 1912, après avoir fait une cure suffisante : 22 au premier degré de leur maladie, 21 au deuxième, 38 au troisième.

Sur les 22 au 1er degré.

16 ont obtenu un résultat très-bon, soit 72,72 %
4   —   —   bon,   soit 18,18 %
2   —   —   assez bon, soit 9,09 %

Sur les 21 au 2me degré.

4 ont obtenu un résultat très-bon, soit 19,04 %
8   —   —   bon,   soit 38,09 %
4   —   —   assez bon, soit 19,04 %
1   —   —   médiocre, soit 4,76 %
4   —   —   nul,   soit 19,04 %

Sur les 38 au 3me degré.

5 ont obtenu un résultat bon,   soit 13,15 %
11   —   —   assez bon, soit 28,94 %
10   —   —   médiocre, soit 26,30 %
12   —   —   nul,   soit 31,57 %

En raison du petit nombre des malades qui se trouvaient au sanatorium pendant les premiers mois de la transformation, le *prix de la journée*, en 1912, a été assez élevé (5 fr. 035). On espère que, d'ici peu de temps, le prix de la journée tombera à une moyenne de 4 francs.

La durée moyenne de séjour a été approximativement de 7 mois.

IX. — Sanatorium de SAINTE-FEYRE.

Sanatorium des Instituteurs à Sainte-Feyre (Creuse). Union nationale des Sociétés de secours mutuels et des associations amicales d'instituteurs et d'institutrices. Médecin-Directeur : Docteur *Berthelon*.

Le sanatorium a été ouvert le 8 août 1900.

Il contient 102 lits dans 102 chambres particulières (51 chambres pour chaque sexe).

Certes, les chambres particulières sont préférables aux dortoirs en commun, mais elles sont plus coûteuses (personnel, chauffage, éclairage, etc).

D'autre part, le sanatorium n'a jamais été, depuis son ouverture, constamment au complet.

D'où, conséquences forcées, *le prix de revient de la journée est jusqu'ici assez elévé :*

  1906-1907 . . . 8 fr. 806, avec 23 présences journalières.
  1908 . . . . . 5 fr. 885, avec 56   —   —
  1909 . . . . . 5 fr 810, avec 58   —   —
  1910 . . . . . 4 fr. 642, avec 75   —   —
  1911 . . . . . 4 fr. 611, avec 87   —   —
  1912 . . . . . 5 fr. 291, avec 72   —   —

Le docteur Berthelon estime que, si tous les lits du sanatorium étaient occupés toute l'année, le prix de revient de la journée ne dépasserait pas 4 fr. 50.

Les malades *paient 4 francs par jour*. On reçoit aussi les malades ne faisant pas partie des sociétés de secours mutuels formant l'Union, fondatrice du sanatorium ; *mais ils paient 4 fr. 50.* Ce prix comprend tous les frais ; il n'y a pas de supplément.

Le nombre des malades entrés au sanatorium depuis son ouverture est de 805.

La durée moyenne du séjour est de six mois environ.

Au point de vue médical, les résultats *immédiats* et les résultats *éloignés* de la cure faite à Sainte-Feyre sont excellents, ainsi qu'on en peut juger par les extraits suivant du Rapport du Docteur Berthelon. (Rapport médical sur l'exercice 1912).

1° **Résultats immédiats** de l'année 1912 (à la sortie du sanatorium).

99 malades, tous tuberculeux pulmonaires, ont fait au sanatorium une cure d'une durée suffisante *(sept mois 1/2 environ).*

  26 étaient atteints au 1er degré.
  41 — — 2e degré.
  32 — — 3e degré.

Résultats :

DEGRÉ DE MALADIE	TRÈS-BONS	BONS	ASSEZ BONS	MÉDIOCRES OU NULS	TOTAUX
I	23	3	»	»	26
II	13	19	7	2	41
III	»	7	7	18	32
Totaux	36	29	14	20 (8 morts)	99

En considérant les résultats d'après le degré de la maladie, nous voyons :

Au 1ᵉʳ degré 88,46 °/₀ de résultats *très-bons*

— 11,54 — *bons.*

Au 2ᵉ degré 31,70 — *très-bons.*

— 46,34 — *bons*

— 17,07 — *assez bons.*

— 4,87 — *médiocres ou nuls.*

Au 3ᵉ degré 21,87 — *bons.*

— 21,87 — *assez bons.*

— 56,25 — *médiocres ou nuls.*

Les 8 décès appartiennent aux malades du 3ᵉ degré ; ce qui donne 25 °/₀ de ces pensionnaires morts au sanatorium.

Des 99 malades.

36, soit 36,36 °/₀ ont obtenu un résultat *très-bon.*

29, soit 29,29 — — *bon.*

14, soit 14,14 — — *assez bon.*

20, soit 20,20 °/₀ n'ont obtenu qu'un résultat *médiocre ou nul.*

En résumé, *65 malades, soit 65,65 °/₀ ont été guéris ou très-améliorés ; tous ont pu reprendre leurs fonctions à leur départ du sanatorium.*

2ᵒ Résultats immédiats et éloignés des cures faites au sanatorium de Sainte-Feyre pendant les années 1906, 1907, 1908, 1909, 1910 et 1911.

D'après l'examen du tableau ci-contre, sur 357 malades ayant fait une cure suffisante *(6 mois environ)* du 8 août 1906 au 31 décembre 1911 :

126 avaient été guéris : *résultat très-bon.*

126 avaient été très-améliorés : *résultat bon.*

56 avaient obtenu un *résultat assez bon.*

49 étaient restés stationnaires ou s'étaient aggravés : *résultat médiocre ou nul.*

Résultats immédiats, à la sortie du sanatorium).

Or, l'enquête faite dans le cours de 1912 (à Pâques et à la fin de l'année) donne comme **résultats éloignés :**

Sur les 126 malades du premier groupe, un seul est retombé (mort par méningite).

Sur les 126 malades du deuxième groupe, 105 ont conservé le résultat acquis.

(Sur les 252 malades de ces deux groupes, 230, soit 91 °/₀, sont donc encore bien portants).

Sur les 56 malades ayant obtenu un résultat assez bon, 29 se sont maintenus dans le même état qu'à la sortie.

Quant aux 49 derniers, leur état n'a fait que s'aggraver, comme cela était à prévoir.

RÉSULTATS IMMÉDIATS ET ÉLOIGNÉS DES CURES

ANNÉES	MALADES SORTIS	DEGRÉ de la MALADIE	RÉSULTATS au DÉPART	En 1912 — L'ÉTAT des Malades suivants s'est maintenu	aggravé	N'ont pas donné de nouvelles	DÉCÉS depuis la sortie	DIFFÉRENCE en 1912	MALADES qui travaillaient à la sortie	en 1912
1906 et 1907	80 Décédés : 8 N'ont fait qu'une cure incomplète : 22 Restent : 50	Iᵉʳ 15 malades	T.B. = 11	11	»	»	»	»	11	11
			B. = 4	3	1	»	1	1	4	3
		IIᵉ 15 malades	T.B. = 4	4	»	»	»	»	4	4
			B. = 7	6	»	1	»	1	7	6
			A.B. = 3	1	2	»	2	2	1	1
			M.N. = 1	»	1	»	1	1	»	»
		IIIᵉ 20 malades	T.B. = 1	1	»	»	»	»	1	1
			B. = 2	2	»	»	»	»	2	2
			A.B. = 11	3	5	3	5	8	4	2
			M.N. = 6	0	4	2	4	6	»	»
1908	100 Décédés : 3 N'ont fait qu'une cure incomplète : 25 Neurasthénique : 1 Restent : 71	Iᵉʳ 23 malades	T.B. = 20	20	»	»	»	»	20	20
			B. = 3	3	»	»	»	»	3	3
		IIᵉ 23 malades	T.B. = 6	6	»	»	»	»	6	6
			B. = 15	14	1	»	1	1	15	14
			A.B. = 2	2	»	»	»	»	»	1
		IIIᵉ 25 malades	B. = 8	3	4	1	4	5	8	3
			A.B. = 9	4	5	»	5	5	7	3
			M.N. = 8	»	7	1	7	8	»	»
1909	91 Décédés : 2 N'ont fait qu'une cure incomplète : 14 Emphysémateux : 2 Restent : 73	Iᵉʳ 22 malades	T.B. = 16	16	»	»	»	»	16	16
			B. = 6	5	1	»	1	1	6	5
		IIᵉ 31 malades	T.B. = 9	9	»	»	»	»	8	9
			B. = 16	14	»	2	»	2	16	13
			A.B. = 6	2	4	0	4	4	3	2
		IIIᵉ 20 malades	B. = 8	3	3	2	3	5	8	3
			A.B. = 1	1	»	»	»	»	»	»
			M.N. = 11	»	11	»	11	11	»	»
1910	101 Décédés : 7 N'ont fait qu'une cure incomplète : 18 Emphysémateux : 2 Neurasthénique : 1 Restent : 73	Iᵉʳ 13 malades	T.B. = 12	12	»	»	»	»	12	12
			B. = 1	1	»	»	»	»	1	1
		IIᵉ 31 malades	T.B. = 13	13	»	»	»	»	13	13
			B. = 15	14	1	»	»	1	15	14
			A.B. = 2	1	1	»	1	1	»	»
			M.N. = 1	»	1	»	1	1	»	»
		IIIᵉ 29 malades	B. = 7	1	3	»	3	3	7	4
			A.B. = 11	6	4	1	3	5	4	3
			M.N. = 11	»	11	»	11	11	»	»
1911	114 Décédés : 8 N'ont fait qu'une cure incomplète : 14 Emphysémateux : 1 Neurasthénique : 1 Restent : 90	Iᵉʳ 21 malades	T.B. = 18	18	»	»	»	»	18	18
			B. = 3	3	»	»	»	»	3	3
		IIᵉ 46 malades	T.B. = 16	15	1	»	1	1	16	15
			B. = 24	23	1	»	»	1	24	24
			A.B. = 4	3	1	»	1	1	3	2
			M.N. = 2	»	2	»	2	2	»	»
		IIIᵉ 23 malades	B. = 7	7	»	»	»	»	7	7
			A.B. = 7	6	1	»	1	1	4	4
			M.N. = 9	»	7	2	7	9	»	»
TOTAUX			357	259	83	15	80	98	277	248

T.B. = *très bon* ; B. = *bon* ; A.B. = *assez bon* ; M.N. = *médiocre ou nul.*

Relativement à la **capacité productive**. suivant l'expression du docteur Berthelon, des malades traités au sanatorium, il ressort de l'enquête de 1912 que :

Les 126 malades, sortis du sanatorium avec un résultat *très-bon*, ont tous repris leur service et l'ont tous continué jusqu'à ce jour, à l'exception d'un seul. Différence = I.

Les 126 malades, sortis avec un résultat *bon*, ont tous repris leur service : 105 ont pu le continuer jusqu'ici sans interruption. Différence = 21 (en comptant toutefois dans ce nombre 6 pensionnaires dont on n'a pas de nouvelles).

Enfin, sur les 56 malades n'ayant obtenu qu'un résultat *assez bon*, 26 ont repris leur service : 18 le continuent encore. Différence = 8.

Au total, *sur 357 malades ayant fait une cure suffisante au sanatorium depuis son ouverture (8 août 1906) jusqu'à la fin de 1911, 277, soit 77,59 °/₀ ont repris leur service. A la fin de 1912, 248, soit 69,46 °/₀ le continuent. La différence est seulement de 29, soit de 8 °/₀.*

Note I

COUT DES SANATORIUMS POPULAIRES EN ALLEMAGNE, EN SUISSE ET EN FRANCE (construction et installation).

Pour 59 sanatoriums populaires **allemands,** le prix du lit a été :

> De 4.000 marks dans   19 sanatoriums.
> De 4 à 5.000 marks dans 17   —
> De 5 à 6.000 marks dans 9   —
> De 6 à 7.000 marks dans 11   —
> De plus de 7.000 marks dans 3 sanatoriums.

« On peut établir, comme moyenne des frais de construction par lit, 5.000 à 5.500 marks pour les sanatoriums de plaine et 6.500 à 7.000 marks pour les sanatoriums de montagne.

« Nous entendons, par *frais de construction,* les sommes dépensées pour le bâtiment proprement dit ; *à l'exclusion du terrain, de l'aménagement intérieur et des annexes* qui ne sont pas le complément nécessaire du sanatorium (ferme, routes, etc) ».

(Communication faite au Congrès international de la tuberculose, Paris, 1905, par MM. H. *Schmieden*, conseiller intime d'architecture et *Böthke*, architecte du gouvernement, à Berlin).

Voici le prix de revient de quelques sanatoriums populaires **suisses** (*terrain, construction* et *installation.*)

A *Heiligen-Schwendi,* canton de Berne, à 1130 m. d'altitude, ouvert en 1895 avec 110 lits, le lit a coûté 6.000 francs.

A *l'hôpital Bâlois* de Davos-Dorf, à 1600 m. d'altitude, ouvert en 1896 avec 78 lits, le lit a coûté 6.730 francs.

A *Wald*, canton de Zurich, à 900 m. d'altitude, ouvert en 1898 avec 90 lits, le lit a coûté 6.045 francs.

A *Leysin*, canton de Vaud, à 1450 m. d'altitude, ouvert en 1903, et avec les 125 lits actuels, le prix du lit a été de 4061 francs.

En France, le coût des sanatoriums populaires a été plus élevé qu'en Suisse. Il a atteint et parfois dépassé le coût des sanatoriums populaires allemands.

Coût des sanatoriums populaires français
(Terrain, construction et Installation)

SANATORIUMS	Nombre des lits	Achat du terrain, terrasse-ments, voies d'accès	Constructions eaux, vidanges, canalisations	Aménage-ments intérieurs. Mobilier. Matériel.	TOTAUX	PRIX du lit
Angicourt. . . .	148	162.654	790.238	287.577	1.240.469	8.381
Bligny	233	230.000	1.763.739	229.888	2.223.627	9.543
Hauteville. . . .	125	22.000	1.084.269	87.311	1.193.580	9.548
Sainte-Feyre . . .	102	51.896	1.032.881	77.490	1.162.267	11.394
Montigny	76	201.000	966.522	124.683	1.292.205	17.002

D'après le Dr *Guinard* (Le coût et les frais des sanatoriums populaires français. Congrès de la tuberculose, Vienne, 1907).

Ces prix excessifs sont facilement explicables.

A *Angicourt*, on a dépensé beaucoup avec le terrain (terrassements, excédents de fondation, pilotis, voies d'accès). Les services généraux ont été installés, pour la plupart, en prévision d'un second sanatorium qui n'a pas encore été construit.

Par contre, on a économisé en faisant des chambres de 5, 6 et 8 lits.

A *Bligny*, les frais auraient pu être diminués (terrain, services médicaux, laboratoires d'études, détails d'installation).

Mais, comme Guinard le fait remarquer avec raison, les services généraux des deux sanatoriums actuels de Bligny ont été disposés pour assurer le fonctionnement de trois ou quatre grands établissements.

Quand l'Œuvre des sanatoriums populaires de Paris aura complètement atteint son but, le prix primitif de revient du lit sera, par là même, notablement réduit.

A *Hauteville* (900 m. d'altitude), il y a eu des travaux importants de terrassement et de soutènement.

En outre, un institut antituberculeux est annexé au sanatorium. (1)

---

(1) Si on déduit les dépenses nécessitées par ces deux motifs, le prix du lit dépasse à peine 7.000 francs. (FÉLIX MANGINI).

A *Montigny*, le château, avec ses dépendances, avait été acheté 201.000 francs. Puis, on avait édifié deux pavillons de 26 lits avec services généraux indépendants, douze villas comprenant chacune deux logements, etc.

A *Sainte-Feyre*, tous les malades, instituteurs et institutrices, ont leur chambre particulière.

Cette « *alvéolisation* » des tuberculeux, comme on dit maintenant, est un excellent mode d'hospitalisation, j'en conviens, mais elle n'est pas obligatoire. Un médecin de sanatorium, avec des chambres de 2, 3, 4, 5 et même 6 lits, peut toujours sélectionner ses malades comme il l'entend et parvenir à séparer les tuberculoses ouvertes des tuberculoses fermées.

Par contre, cette « *alvéolisation* » augmente beaucoup les frais de construction, et, plus tard, les frais de fonctionnement.

Pour ma part, j'estime qu'on peut, en prenant comme modèles les sanatoriums populaires suisses, c'est-à-dire en faisant très-bien et très-économiquement, ne pas dépasser 6 à 6.500 francs par lit pour construire et installer un sanatorium de 120 lits ; avec un terrain peu coûteux, d'accès facile, sur lequel il n'y a pas de grands terrassements à exécuter ; et en disposant 60 lits dans des dortoirs de 6 lits, 40 dans des chambres de 2 lits, 20 dans des chambres séparées.

C'est aussi l'avis du Docteur *Guinard*, médecin en chef des sanatoriums de Bligny, et de M. *Belouet*, architecte en chef de l'assistance publique de Paris.

« En résumé, d'après les faits précédents et en tenant compte des enseignements du passé, on peut estimer qu'en se limitant au strict nécessaire pour l'installation confortable et hygiénique des malades à la campagne, en choisissant un emplacement bon marché, ne comportant pas trop de frais d'aménagement, ni d'excédents de dépense pour transports, un sanatorium populaire peut être édifié et mis en train, en France, pour 5.500 à 6.000 francs par lit. » (*Guinard*. Congrès de la tuberculose, Vienne 1907).

« Si, comme il semble résulter des tendances actuelles, les données des sanatoriums pour tuberculeux indigents viennent à être considérablement simplifiées, on pourra, sur les terrains ne présentant aucune difficulté spéciale, acquis dans de bonnes conditions, et pour des établissements de 400 lits au moins, arriver à un prix de revient de 4.500 à 5.000 francs par lit, terrain et mobilier compris. » (*M. Belouet*. Congrès de la tuberculose, Paris, 1905).

Résumé

(1) MORTALITÉ PAR TUBERCULOSE EN FRANCE PENDANT L'ANNÉE 1911.

L'année 1911 a été exceptionnellement meurtrière en France, comme dans les autres pays de l'Europe. En France, le nombre total des décès a été de 775.088, dépassant de 70.318 le nombre total des décès de l'année 1910.

Sur les 775.088 décès, 86.113 ont été causés par la tuberculose, soit 11,11 pour 100. Les décès par tuberculose ont dépassé de 1025 ceux de 1910 (85.088).

Les décès par tuberculose se répartissent ainsi :

Tuberculose pulmonaire	71.370
Tuberculose méningée.	6.952
Autres tuberculoses.	7.791
Total. . . .	86.113

Dont	2.025	décès	de	0	à	1 an.
—	16.066	—	de	1	à	19 ans.
—	39.014	—	de	20	à	39 ans.
—	22.617	—	de	40	à	59 ans.
—	6.391	—	de	60 ans et au-dessus.		

En 1910, la mortalité par tuberculose, sur 100.000 habitants, a été de 163 en Allemagne, 160 en Italie, 155 en Espagne, 154 dans les Pays-Bas, 143 en Angleterre et 123 en Belgique.

Comme la même mortalité a été en France de 218 pour l'année 1911, il s'ensuit que, chaque année, du fait de la tuberculose, la France perd au moins 21.759 personnes de plus que l'Allemagne.

(Rapport sur la statistique sanitaire de la France pour l'année 1911 présenté au Ministre de l'intérieur par *M. Mirman*, directeur de l'assistance et de l'hygiène publiques. Journal Officiel du 11 décembre 1913, pages 10.691-10.698).

---

(1) Au recensement de 1906, la population de la France était de 39.196.328 habitants ; au recensement de 1911, cette population était de 39.563.385 habitants.

La statistique sanitaire de l'année 1910, donnée page 88, a été établie d'après le recensement de 1906 ; la statistique sanitaire de l'année 1911, donnée ci-dessus, a été établie d'après le recensement de 1911.

SANATORIUMS POPULAIRES POUR TUBERCULEUX PULMO-
NAIRES ADULTES EN ALLEMAGNE, EN SUISSE ET EN FRANCE.

En 1913, l'Allemagne possède 104 sanatoriums populaires avec 12.309 lits ; la Suisse, 12 sanatoriums populaires avec 923 lits ; la France, 10 sanatoriums populaires avec 908 lits.

Et, d'après *Guinard*, il y a en France plus de 650,000 tuberculeux.

RÉSULTATS ÉLOIGNÉS DES SANATORIUMS POPULAIRES. —
DURÉE MOYENNE DE LA CURE.

ALLEMAGNE. — Tableau I. — En 1907, 32.073 tuberculeux (hommes et femmes) avaient été admis dans les sanatoriums populaires allemands. Sur ce nombre, 26.287 avaient recouvré leur capacité de travail, après un traitement de trois mois environ.

En 1912, cinq ans après, 46 pour cent de ces malades étaient encore en état de gagner leur vie.

Tableau II. — En 1905, 1906 et 1907, 2.945 hommes tuberculeux avaient recouvré leur capacité complète de travail après trois mois de sanatorium.

Six ans après leur sortie du sanatorium, 1.864 de ces malades, c'est-à-dire 63,29 pour cent, étaient considérés par les médecins officiels des chemins de fer prussiens-hessois comme étant complètement en état de gagner leur vie.

(Statistiques communiquées par le gouvernement impérial allemand).

Pour la Suisse et la France, je résumerai surtout les résultats éloi-gnés obtenus par les malades soignés au premier stade de leur tuberculose.

Car, ces malades, auxquels il convient d'ajouter les prétuberculeux, devraient presque à eux seuls, former la population des sanatoriums populaires.

Cette sélection serait chose facile si le recrutement des sanatoriums était assuré par des dispensaires dont le principal but serait de dépister les toutes premières manifestations de la tuberculose.

Or, que trouvons-nous comme résultats éloignés pour ces malades traités au premier stade ?

SUISSE. — Sur cent malades traités au premier stade de leur tuberculose, pendant au moins trois mois dans les sanatoriums populaires de Davos-Dorf (Bâle), Heiligen-Schwendi (Berne) et Wald (Zurich), 80,3 pour cent étaient encore en état de travailler, 9 ans après leur sortie du sanatorium.

(Statistique communiquée par le gouvernement fédéral suisse).

FRANCE. — Il résulte des enquêtes minutieuses et méthodiques poursuivies auprès des anciens malades que, sur 386 tuberculeux ayant quitté le sanatorium d'**Hauteville** depuis trois à dix ans, 285, c'est-à-dire 74 pour cent, travaillent normalement à l'heure actuelle. (Rapport du Dr *Dumarest* à l'occasion du 10me anniversaire du sanatorium).

Séjour moyen : 3 à 8 mois.

Pour les tuberculeux traités à **Angicourt,** au stade I de *Turban* et pour certains tuberculeux traités au stade II, (ces derniers ayant encore certains ménagements à prendre) les résultats éloignés sont excellents.

3 à 4 ans après leur sortie du sanatorium, 70 pour cent sont en bon état, aptes au travail et 30 pour cent paraissent guéris.

Séjour de 3 à 4 mois pour les moins atteints, de 6 à 12 mois pour les autres. (Dr *Küss*).

Les malades reçus à **Chécy,** au premier degré de la tuberculose, ont guéri dans la proportion de 8 sur 10 ; ceux, reçus au deuxième degré, ont guéri dans la proportion de 3 sur 10.

Sur tous les tuberculeux notés comme guéris à leur sortie du sanatorium, on n'en compte que 6 ayant eu une rechûte. Tous les autres, suivis avec soin depuis leur départ, ont repris leur travail et sont restés guéris.

La durée du séjour des malades qui sont sortis guéris a été de 4 à 12 mois (Dr *Pilate*).

A **Pessac,** « les résultats sont généralement satisfaisants, les malades étant sélectionnés avant l'admission ».

La durée moyenne du séjour est de 5 mois.

Le docteur *Durand* ne donne pas de statistique.

Sur 333 malades, au premier degré de la tuberculose, soignés au sanatorium de **Lay-Saint-Christophe,** 252, soit 75 pour cent, sont sortis guéris.

« Ce résultat s'est maintenu chez tous ceux qui menaient une vie régulière et suivaient mes conseils. » (Dr *Nilus*).

Avec une durée moyenne de séjour de 4 à 5 mois.

Le docteur *Guinard* donnera en 1914 une statistique générale des résultats éloignés obtenus par les tuberculeux (hommes et femmes) sortis des sanatoriums de **Bligny.**

Rappelons, en attendant cette publication que, sur 405 malades au premier degré de la tuberculose, traités à Bligny, 351, c'est-à-dire, 86,69 pour cent, sont sortis guéris après un séjour moyen de 8 à 9 mois environ.

Sur 141 femmes sorties depuis au moins 2 ans du sanatorium de la **Forêt-de-Rouvray**, 94 restent guéries, travaillent et gagnent leur vie ; 47, améliorées et en voie de guérison, peuvent se livrer à un travail moindre, mais utile.

90 femmes sont sorties depuis moins de 2 ans. 40 restent guéries ; 50 restent améliorées. (*Dr Cotoni*).

Séjour moyen : 7 mois.

Montigny-en-Ostrevent est réorganisé depuis le 15 février 1912 et ne peut pas encore faire connaître des résultats éloignés.

Pour les malades traités en 1912, la durée moyenne du séjour a été de 7 mois. (*Dr Smolizanski*).

Sur 357 malades ayant fait au sanatorium des instituteurs, à **Sainte-Feyre**, une cure suffisante (6 mois environ), 126 étaient sortis guéris et 126 étaient sortis améliorés. (Entre le 8 août 1906 et le 31 décembre 1912).

En 1912, 125 restaient guéris et 105 restaient améliorés.

Les 230, guéris et améliorés, étaient aptes au travail et faisaient leur service. (*Dr Berthelon*).

Conclusions

Tels sont les beaux résultats obtenus par les sanatoriums populaires dans le traitement de la tuberculose pulmonaire.

Mais ces beaux résultats risquent fort de passer inaperçus, ou tout au moins de ne pas s'accroître, tant que l'Etat n'aura pas acquis cette conviction que c'est pour lui un devoir social et national d'engager la lutte contre la tuberculose.

C'est le vœu exprimé au Congrès international de la tuberculose, à Rome, en 1912 : vœu auquel la France devrait s'empresser de souscrire, si elle veut voir enfin s'abaisser sa trop grande mortalité tuberculeuse.

Au reste, cette question de la lutte antituberculeuse en France, loin d'être insoluble, nous paraît pouvoir être abordée d'une façon assez facile et surtout peu onéreuse pour chacun.

Voici comment :

Créer dans chaque département un sanatorium populaire de 120 lits et dans chaque chef-lieu de département et d'arrondissement un dispensaire antituberculeux.

En procédant avec une extrême économie, comme il est de règle pour ces établissements, chaque sanatorium pourrait être construit et installé avec une somme maxima de 750.000 francs ; chaque dispensaire pourrait être construit et installé avec une somme maxima de 50.000 francs, et d'après les données du Professeur Calmette. (1)

Cette double création nécessiterait pour les 85 départements une dépense de 63.750.000 francs et pour les 359 arrondissements une dépense de 17.950.000 francs.

En tout, 81.700.000 francs.

Les dispensaires seraient construits et installés à frais communs par l'Etat et les Villes, chefs-lieux de département et d'arrondissement. Les frais de fonctionnement des dispensaires incomberaient soit aux Villes, soit aux Hôpitaux, soit aux Bureaux de bienfaisance.

Quant aux sanatoriums, les frais de construction et d'installation seraient répartis par fractions égales, entre l'Etat, les Départe-

---

(1) *Programme pour l'organisation et le fonctionnement de dispensaires spéciaux. (Revue internationale de la tuberculose, octobre 1913).*

ments et les Communes ; soit, pour chacune de ces collectivités, une somme de 21.250.000 francs.

Admettons maintenant que, pour être utile à un plus grand nombre de malades, on crée des sanatoriums mixtes, comme il en existe en Allemagne et en Suisse, c'est-à-dire pour tuberculeux indigents et pour tuberculeux nécessiteux de la classe moyenne.

Il serait juste de faire payer à ces derniers un prix de pension légèrement supérieur au prix de revient de la journée.

Et, avec ce mode de fonctionnement, en 38 ans, les 64 millions engagés dans la création des sanatoriums populaires pourraient être amortis.

En effet, sur les 120 lits du sanatorium, 60 pourraient être occupés par les tuberculeux indigents (en dortoirs de 6 lits) et 60 par les tuberculeux nécessiteux de la classe moyenne (40 en chambres de deux lits et 20 en chambres particulières).

Le prix de revient de la journée, dans un sanatorium de 120 lits, étant de 4 francs par malade, les prix de pension seraient, par jour et par malade, de 4 francs pour les dortoirs de six lits, de 5 francs pour les chambres de deux lits et de 6 francs pour les chambres particulières.

A la fin de l'année, l'excédent de recettes, avec les lits constamment occupés, atteindrait 29.200 francs. Sur cet excédent, 20.000 francs seraient consacrés aux amortissements ; le reste serait laissé au sanatorium comme fonds de réserve.

Si, toutefois, on jugeait inutile d'amortir, les 20.000 francs seraient distribués entre les familles des tuberculeux indigents ; ce qui diminuerait d'autant les charges des Bureaux de bienfaisance.

A l'heure actuelle, il n'est plus téméraire d'affirmer que, dans un sanatorium populaire bien dirigé et bien secondé par des dispensaires, on arriverait à guérir d'une façon complète et durable, en six mois environ, 50 0/0, peut-être même 75 0/0 des malades qui seraient dirigés sur le sanatorium, dès les premiers signes de leur tuberculose.

Ainsi donc, avec ses 85 sanatoriums populaires, la France ferait chaque année l'économie d'au moins 10.200 existences humaines, et, de ce fait, sa mortalité tuberculeuse diminuerait de 12 pour cent.

Et ces résultats, certains et immédiats, permettraient d'attendre plus patiemment les résultats de la lutte, toujours promise, mais jamais engagée, contre l'alcoolisme et les logements insalubres.

VI

PROJET DE SANATORIUM

pour les poitrinaires nécessiteux du département de l'Aisne

Sanatorium de 100 ou 120 lits

———

PLANS

dressés par M. Joseph CHÉRIER, Architecte,

d'après les données du Docteur ARTAUD.

———

Echelle : 0ᵐ005 ᵐ/ᵐ pour 1 mètre

9 Octobre 1900.

PLANS D'UN SANATORIUM POPULAIRE DE 100 OU 120 LITS.

Ces plans ont été établis en 1900, d'après les plans de *Wald*, le sanatorium populaire du canton de Zurich.

Ils comprennent trois pavillons : un *pavillon central*, destiné surtout au logement du personnel et deux *pavillons latéraux*, destinés exclusivement aux malades, celui de droite aux hommes, celui de gauche aux femmes.

En arrière du pavillon central et en communication avec lui, est une chapelle, indispensable en pays catholique ; en pays protestant, cette dépense supplémentaire peut être évitée, le culte se faisant dans une des salles de réunion.

Tout a été disposé pour éviter des fatigues inutiles soit aux malades, soit au personnel.

Toutes les pièces du sanatorium où séjourneront les malades sont exposées au Sud (chambres à coucher, salle à manger, salles de réunion, galeries de cure). Tous les services particuliers des étages sont au Nord. Tous les services généraux sont installés dans les sous-sols, à l'exception du service des eaux qui doit nécessairement se trouver hors de l'établissement.

Ces **sous-sols** sont communs aux trois pavillons et s'étendent d'une extrémité à l'autre du sanatorium.

Ils sont divisés en deux moitiés à peu près égales par un large couloir dans lequel on pourra, pour faciliter le service, établir une voie étroite avec un wagonnet.

On trouve dans ces sous-sols :

1° *Sous le pavillon central* ; du côté Sud, la cuisine et ses dépendances (arrière-cuisine, office et laverie des légumes), le chauffage central, les services électriques, une salle d'outillage et de réparations. Du côté Nord, la soute aux charbons, des water-closets avec lavabos, l'escalier pour accéder au rez-de-chaussée ; autour de l'escalier, deux garde-manger et une glacière, puis, trois petits magasins pour le lait et le beurre, le pain et les fromages.

2° *Sous le pavillon de droite* ; du côté Sud, un magasin d'épicerie et d'approvisionnements, un magasin pour les légumes et les fruits, un vestibule et un vestiaire (utile au retour de la promenade), un débarras et, à l'angle du pavillon, un grand atelier pour distraire ou occuper les malades. Du côté Nord, une cave pour la bière, une petite cave pour le vin, l'escalier, une pièce (avec fosse Mourras, laverie des crachoirs et descente du linge sale), une salle des morts et une salle d'autopsie.

3° *Sous le pavillon de gauche* ; du côté Sud et à l'angle du pavillon, une grande buanderie, puis un débarras, un vestibule avec vestiaire, un séchoir et une repasserie. Du côté Nord, une salle de couture et de raccommodage, une pièce (avec fosse Mourras, laverie des crachoirs et descente du linge sale), l'escalier et deux salles pour le service de la désinfection.

4° *Sous la chapelle,* quatre chambres d'isolement, une chambre de garde et une tisanerie. Cette petite installation pourra être utilisée, soit pour les malades qui auront besoin d'un repos plus complet, soit pour ceux chez lesquels une intervention chirurgicale aura été nécessaire.

En dehors des sous-sols, les **deux pavillons destinés aux malades** sont semblables.

A chaque étage, ils sont divisés dans toute leur longueur par un couloir central en deux moitiés : une moitié Sud occupée par les malades, une moitié Nord occupée par les services.

Les pavillons comprennent :

Au rez-de-chaussée, dix chambres à un lit (cube : 52^{m}5) et, à l'angle une salle de réunion (cube : 452^{m}97) ; au premier étage, dix chambres à deux lits (cube : 39^{m}87 par malade) ; au deuxième étage, cinq chambres à 4 lits (cube : 42^{m}18 par malade) ou à 6 lits (cube : 28^{m}11 par malade).

Les services sont les mêmes à chaque étage. De gauche à droite, salle de bains, pièce (avec water-closets, laverie des crachoirs et descente du linge sale) escalier, chambre d'infirmière, lingerie avec tisanerie, dans le pavillon des femmes. Même disposition en sens inverse dans le pavillon des hommes.

Par mesure d'économie, un seul service de douches (dans la salle de bains du rez-de-chaussée) a été prévu pour chaque pavillon.

Le **pavillon central** contient : au *rez-de-chaussée,* (également divisé en deux moitiés par un couloir presque central) du côté Sud et au centre, une vaste salle à manger pour les malades (cube = 650^m) ; à l'extrémité gauche, une petite salle d'attente et, à l'extrémité droite, un office en communication avec la cuisine par deux monte-plats.

Du côté Nord, le bureau de l'économe, la salle des pesées, une petite pièce avec water-closet et lavabo, l'escalier, une lingerie et la salle à manger du personnel.

Au *premier étage,* quatre pièces pour le service médical ; à droite, l'appartement du médecin en chef, à gauche, la communauté des sœurs.

Au *deuxième étage,* un appartement pour le médecin assistant et, pour le personnel, 8 chambres à 2 lits qu'il sera facile de transformer presque toutes, si on le désire, en chambres particulières, le personnel du sanatorium ne devant comprendre que 21 personnes.

Dans chaque pavillon et à chaque étage, à été aménagée une bouche d'incendie.

Ces plans viennent d'être revus avec soin par un de mes amis dont la compétence, en matière de construction, est indiscutable.

Il m'a proposé, d'abord, deux modifications :

1° Supprimer, dans chaque pavillon de malades, le grenier mansardé, qui est inutile (tous les services étant en sous-sol et le personnel étant suffisamment logé) et le remplacer par une terrasse à l'italienne, en béton armé. D'où, économie de 17.358 francs (à raison de 15 fr. par mètre carré).

2° Exhausser de 25 centimètres les chambres du deuxième étage, de façon à donner à chacun des six malades de ces chambres 30 mètres cubes d'air, comme le demande *Turban*. D'où, dépense supplémentaire de 5.000 francs pour les deux pavillons.

Avec ces deux modifications, on réalise une économie de 12.358 frs. et on obtient une meilleure aération des chambres du deuxième étage.

Puis, mon ami a établi le devis suivant, d'après des données aussi certaines que possible :

2 pavillons de malades (1.157^{mq} 20 de surface), à 280 francs le mètre carré de surface couverte) . . . . 324.016 fr.

1 pavillon d'administration (439^{mq} 70 de surface), à 250 francs le mètre carré . . . . 109.925 fr.

Chapelle (173^{mq} avec sous-sol), à 200 francs le mètre carré 34.600 fr.
Galeries de cure d'air et de dégagement.

1° Côté hommes et côté femmes, sans sous-sol (454^{mq}), à 30 francs le mètre carré . . . . 13.620 fr.

2° Devant le pavillon central, avec la plus grande partie en sous-sol (154^{mq}), à 70 francs le mètre carré. . . . . 10.780 fr.

Total. . . . . . . 492.941 fr.

A déduire les 12.358 francs économisés plus haut.

D'où, total pour la construction exécutée en briques, comme il est d'usage dans la région du Nord : 480.583 fr.

Auxquels il faut ajouter :

Terrain	30.000 fr.
Jardin et clôture	20.000 fr.
Chauffage	40.000 fr.
Eau	40.000 fr.
Electricité	25.000 fr.
Sonneries, téléphones	4.000 fr.
Lits, literie, mobilier	80.000 fr.
Laboratoire	10.000 fr.
Architecte	20.000 fr.

Total. 749.583 fr.

750.000 francs pour 120 lits, soit 6.250 francs par lit. Le prix du lit descend à 6.048 francs, si on tient compte des quatre chambres d'isolement (124 lits au lieu de 120). C'est le même prix qu'à *Wald.* —

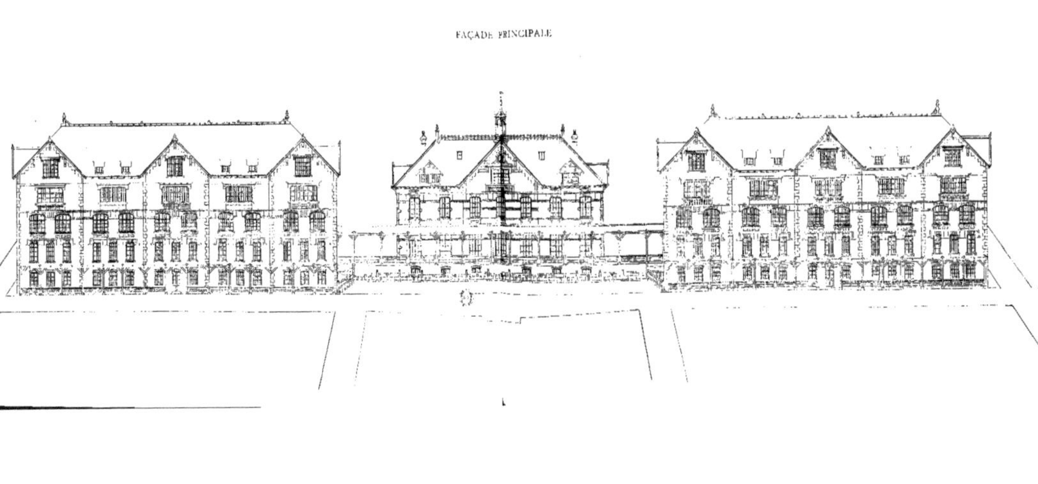

FAÇADE PRINCIPALE

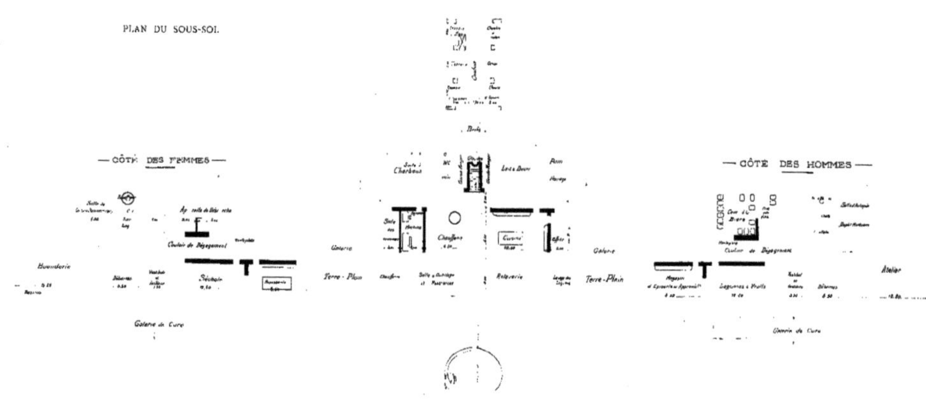

PLAN DU SOUS-SOL
— CÔTÉ DES FEMMES —
— CÔTÉ DES HOMMES —
Buanderie
Couloir de Dégagement
Galerie
Terre-Plein
Chauffage
Relaverie
Galerie
Couloir de Dégagement
Atelier
Galerie de Cure
Galerie de Cure

PLAN DU REZ-DE-CHAUSSÉE
—CÔTÉ DES FEMMES—
—CÔTÉ DES HOMMES—
Porte
Économat
Public
Logerie
Salle à Manger du Personnel
Couloir de Dégagement
Salle à Manger
Galerie
Galerie Cure
Allée
Bibliothèque
Réunion
Coulair de Dégagement
Longueur
Grande Messe

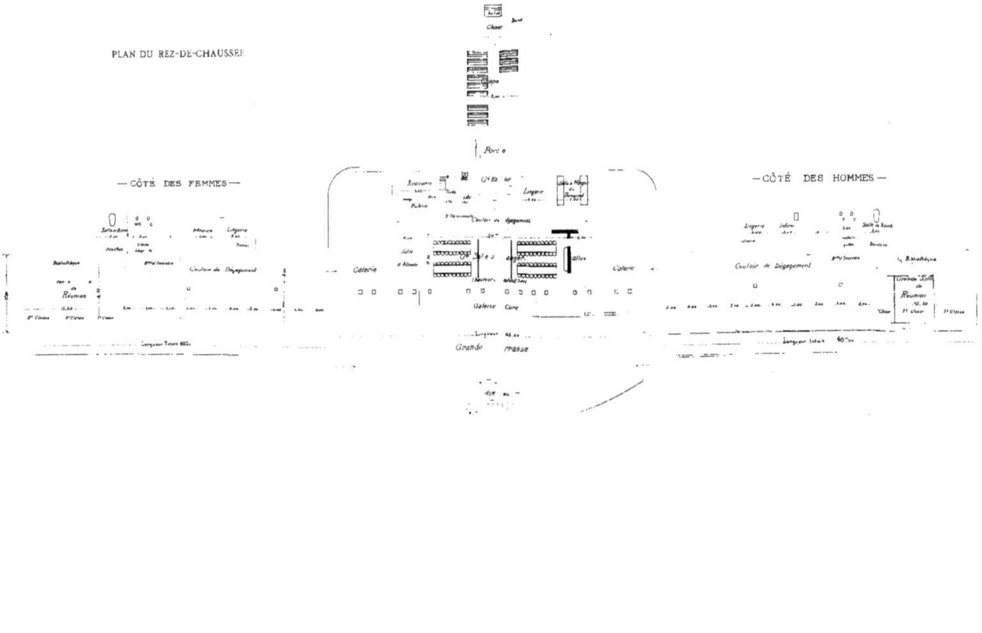

PLAN DU PREMIER ÉTAGE
CÔTÉ DES FEMMES
CÔTÉ DES HOMMES
Grand Couloir de Dégagement
Grand Couloir de Dégagement
Vue de la Chapelle
Logement des Sœurs
Tribune
Appartement du Docteur

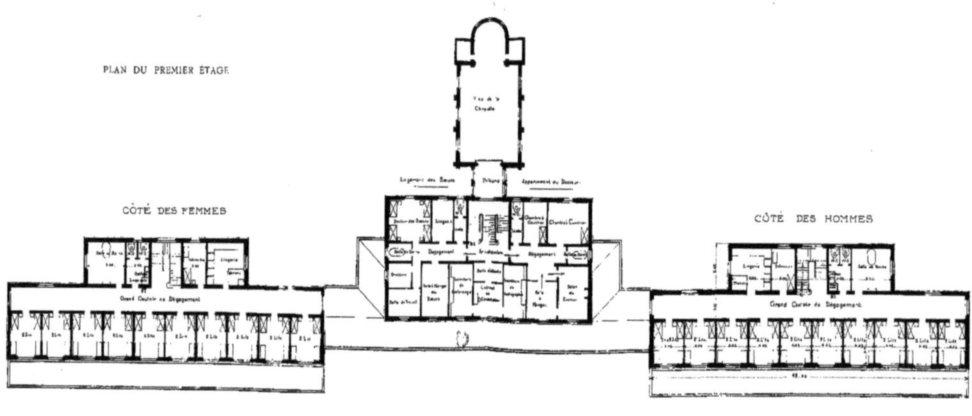

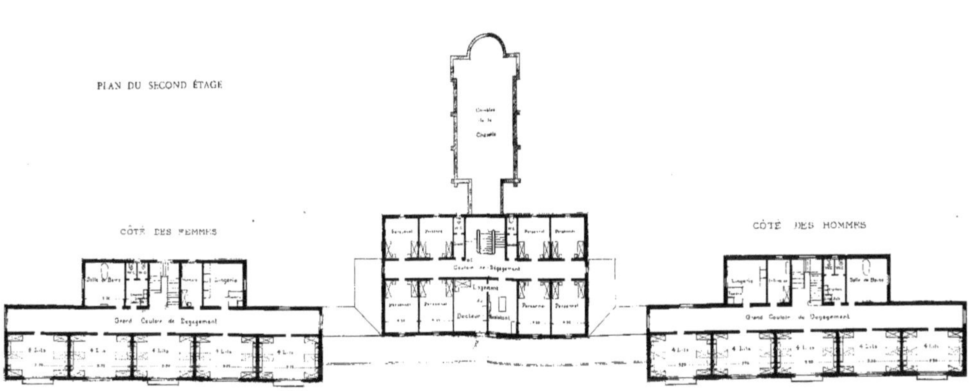

PLAN DU SECOND ÉTAGE
CÔTÉ DES FEMMES
CÔTÉ DES HOMMES
Chapelle de la Chapelle
Personnel
Personnel
Couloir de Dégagement
Logement
Docteur
Assistant
Salle de Bains
Lingerie
Grand Couloir de Dégagement
4 Lits

COUPE TRANSVERSALE

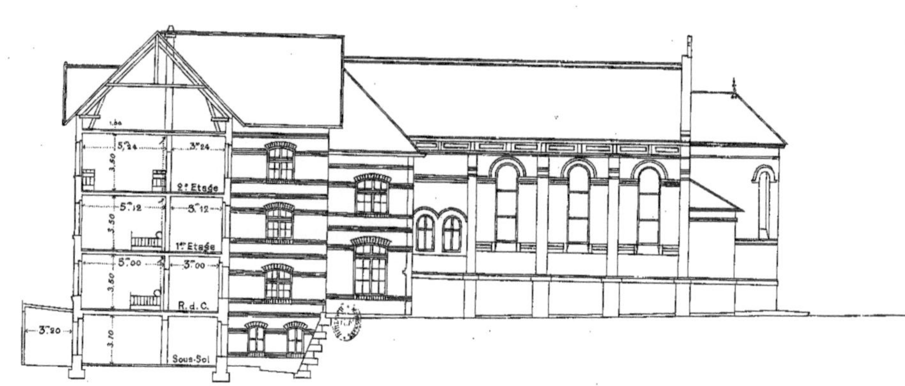

LIBRAIRIE FÉLIX ALCAN

TUBERCULOSE - HYGIÈNE
(Extrait du Catalogue)

BERTILLON (D' J.), chef des travaux statistiques de la ville de Paris. — **La dépopulation de la France**. *Ses conséquences. Ses causes. Mesures à prendre pour la combattre. (Couronné par l'Institut)*, 1 vol. in-8 cart. à l'angl. . . . 6 fr.

BOUCHARDAT (A.). — **Traité d'Hygiène publique et privée** *basée sur l'étiologie*. 4ᵉ édit. 1 vol. gr. in-8 . . . . 18 fr.

BOURGEOIS (D' G.).— **Exode rural et tuberculose**, 1 vol. gr. in-8, avec fig. 5 fr.

COURCELLE-SENEUIL.— **La Tuberculose et les Habitations à bon marché**. broch. in-8 . . . . 1 fr.

GOUGEROT (D' H). ex-interne médaille d'or des hôpitaux de Paris, professeur agrégé à la Faculté de Médecine de Paris. — **Bacillotuberculose non-folliculaire**. *Étude historique, analytique, synthétique, chimique et expérimentale des réactions non-folliculaires des tissus au bacille de Koch.* 1 vol. in-8 . . . 5 fr.

LAGRANGE (F.), lauréat de l'Académie des Sciences et de l'Académie de Médecine.— **L'hygiène de l'exercice chez les enfants et les jeunes gens**, 9ᵉ édit., 1 vol. in-18, cart. . . . . 4 fr.

— **De l'exercice chez les adultes**, 7ᵉ édition, 1 vol. in-18, cart. *(C. m.).* . 4 fr.

— **La médication par l'exercice**, 3ᵉ édit., 1 fort vol. gr. in-8, ill. . . . 12 fr.

— **Les mouvements méthodiques et la « mécanothérapie »**, 1 vol. gr. in-8 ill. . . . . 10 fr.

— **La fatigue et le repos**. *La fatigue. La conservation des forces. La médication par le repos.* Publié avec le concours du D' F. de GRANDMAISON. 1 vol. in-8 6 fr.

LAHOR (J.) (CAZALIS) et LUCIEN-GRAUX. — **L'Alimentation à bon marché, saine et rationnelle**. *(Récompensé par l'Institut)* 2ᵉ édit. 1 vol. in-16 . 3 fr. 50

LAUMONIER (J.).— **Hygiène de l'alimentation dans l'état de santé et de maladie**. 4ᵉ édit., entièrement refondue. 1 vol. in-12 cart. à l'angl. ill. . . . 4 fr.

— **L'hygiène de la cuisine**. 1 vol. in-32. . . . . 0 fr. 60

— **Les nouveaux traitements**. 2ᵉ édit. 1 vol. in-16, cart. . . . . . . 4 fr.

LAVOLLÉE (R.), docteur ès lettres, ancien consul général de France. — **Les fléaux nationaux**. *Dépopulation, Pornographie, Alcoolisme, Affaissement moral. (Couronné par l'Académie Française).* 1 vol. in-16 . . . . 3 fr. 50

LEVILLAIN (L.).— **Hygiène des gens nerveux**. 6ᵉ éd. 1 vol. in-18, avec grav. 4 fr.

LONDE (P.), ancien interne des hôpitaux de Paris. — **Essais de médecine préventive**. 1 vol. in-16, cart. à l'anglaise . . . . 4 fr.

PETIT (R.). — **De la tuberculose des ganglions du cou**. 1 vol. in-8 . . 4 fr.

SABOURIN, directeur du sanatorium de Durtol (P.-de-D.). — **Les embolies bronchiques tuberculeuses**. 1 vol. in-16, cart. à l'angl. . . . . 4 fr.

WEBER. — **Climatothérapie**. Traduit de l'allemand par MM. les docteurs DOYON et SPILLMANN. 1 vol. in-8 . . . . 6 fr.

Envoi franco contre mandat-poste.

REVUE DE MÉDECINE

Direct'ˢ : MM. les Professeurs Ch. BOUCHARD, de l'Institut et de l'Académie de médecine ;
A. CHAUFFARD ; A. CHAUVEAU, de l'Institut et de l'Académie de médecine ;
L. LANDOUZY ; R. LÉPINE, correspondant de l'Institut ;
A. PITRES ; G. H. ROGER et L. VAILLARD.
Rédacteurs en chef : MM. LANDOUZY et R. LÉPINE.
Secrétaire de la rédaction : D' JEAN LÉPINE. Secrétaire-adjoint : R. DEBRÉ.

34ᵐᵉ année. 1914.

La *Revue de Médecine* paraît tous les mois ; chaque livraison contient de **5 à 8 feuilles** grand in-8, avec gravures. — Abonnement (du 1ᵉʳ janvier) : Un an, Paris : **20 francs**. Un an, départements et étranger : **23 francs**. — La livraison : **2** francs.

Imprimerie Générale. — St-Quentin